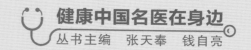
健康中国名医在身边
丛书主编 张天奉 钱自亮

迎"孕"而解

孕产知识一本通

梁雪芳◎主编

U0263804

SPM 南方出版传媒
广东科技出版社 | 全国优秀出版社
·广州·

图书在版编目（CIP）数据

迎"孕"而解：孕产知识一本通 / 梁雪芳主编. —广州：
广东科技出版社，2021.1
（健康中国名医在身边 / 张天奉，钱自亮主编）
ISBN 978-7-5359-7610-9

Ⅰ. ①迎… Ⅱ. ①梁… Ⅲ. ①妊娠期－妇幼保健－基
本知识 Ⅳ. ①R715.3

中国版本图书馆CIP数据核字（2020）第224324号

迎"孕"而解——孕产知识一本通

YING "YUN" ER JIE——YUNCHAN ZHISHI YIBENTONG

出 版 人：朱文清
责任编辑：曾永琳　郭芷莹
封面设计：友间文化
插图绘制：谢惠华（艾迪）　许可证
责任校对：冯思婧　廖婷婷
责任印制：彭海波
出版发行：广东科技出版社
　　　　　（广州市环市东路水荫路11号　邮政编码：510075）
销售热线：020-37592148 / 37607413
http://www.gdstp.com.cn
E-mail：gdkjcbszhb@nfcb.com.cn
经　　销：广东新华发行集团股份有限公司
印　　刷：广州市彩源印刷有限公司
　　　　　（广州市黄埔区百合三路8号　邮政编码：510700）
规　　格：787mm×1 092mm　1/16　印张12.25　字数250千
版　　次：2021年1月第1版
　　　　　2021年1月第1次印刷
定　　价：49.80元

如发现因印装质量问题影响阅读，请与广东科技出版社印制室联系调换
（电话：020-37607272）。

本书编委会

主　编　梁雪芳

副主编　韩　霞　毛东伟　马文君

编　委（按姓氏笔画排序）

龙洋雪　宁伶俐　孙荣华　李　石

李　艳　林　敏　金素芳　赵淦媚

侯　琳　徐　娟　谢超平

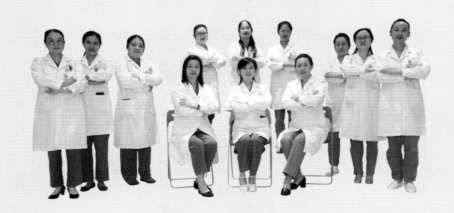

仝序

近年来，如何预防"亚健康"状态成为社会上的热门话题。随着生活水平的提高，人民对自身健康的要求也有了进一步的提高，对健康的关注焦点从"能治病、治好病"逐渐转变为"不生病、少生病"。预防疾病的发生，成为绝大部分人的新需求、新期待。

党和国家高度重视人民健康。早在2016年，中共中央、国务院就印发了《"健康中国2030"规划纲要》，并发出通知，要求各地区各部门结合实际认真贯彻落实。该纲要提出"充分发挥中医药独特优势"，要求提高中医药服务能力，发展中医养生保健治未病服务，推进中医药继承创新。2019年，国家卫生健康委员会也制定了一份详尽的发展战略《健康中国行动（2019—2030年）》，战略中提到要树立"大卫生、大健康"理念，并坚持预防为主、防治结合的原则，以基层为重点，以改革创新为动力，中西医并重。

在这一时代背景下，本套丛书应运而生，旨在引导群众建立正确的健康观，形成有利于健康的生活方式、生态环境和社会环境，促进以治病为中心向以健康为中心转变，响应国家"健康中国"战略号召，推动我国中医药事业的发展，推动医疗卫生工作重心下移、医疗卫生资源下沉，普及医学知识，提高大众对医学常识的掌握程度。

在为大众带来健康的同时，本套丛书也为发扬中医精神，强调中医"治未病"理念尽了一份力。丛书普及了中医药知识，并有大量易于掌握的中医保健方法。读者可以自学、自用，在家进行保健，将中医药优势与健康管理结合，从而实现中医药健康养生文化的广泛传播和运用。同时，本套丛书由各科中医药带头人物担任主编，实现了对当代名中医经验的传承与弘扬，书中内容结合现代人的生活特点，既有传承又有创新，打造了适合当代人保健养生的新方法，是对中医药文化的创新性发展。

本套丛书以生活保健为主要内容，从常见病和生活保健知识入手，向大众提供可行的健康指导和常识科普。本套丛书从知识性来说，是专业、翔实的，从风格来说，又是轻松、活泼的。本套丛书选取了大众较为熟悉的健康议题，有颈肩腰腿痛、骨科疾病、肛肠疾病这几大类生活中常见的健康问题，也有糖尿病这种在中国发病率较高、受到广泛关注的慢性病，此外，还特别关注了女性的健康问题，选取了乳房知识和孕产知识等议题来进行科学普及。每一册书都有自己的特点，例如《手到痛除——颈肩腰腿痛一本通》一书着重讲解了针对颈肩腰腿痛的按摩、训练方法，《防"糖"大计——糖尿病一本通》则详细介绍了糖尿病从发病机制到应用药物的知识。对于普通读者来说，这是一套十分适合在平时翻阅、查询的手边保健书，而对于中医人来说，这也是一套真正能够走入群众中去，"接地气"的中医普及书。

中国科学院院士

2020年12月5日

沈序

中共中央、国务院高度重视人民卫生健康事业，习近平总书记早已指出"没有全民健康，就没有全面小康"，又作了具体阐明："健康是促进人的全面发展的必然要求，是经济社会发展的基础条件，是民族昌盛和国家富强的重要标志，也是广大人民群众的共同追求。"

2016年，中共中央、国务院发布了《"健康中国2030"规划纲要》，确立了"以人民健康为中心"的大健康观。大健康概念的提出，与中医的"治未病"思想有许多契合之处。规划纲要中提到要发挥中医"治未病"的优势，指明要发挥中医药在慢性病防治中的作用。

国家中医药管理局启动了"治未病"健康工程，并制定出台了《中医医院"治未病"科建设与管理指南（试行）》，这不仅为"治未病"学科建设增加了更多使用内涵，更为提升全面健康素质做出了重大决策。

我们的祖先早在几千年前就已提出"治未病"的学术观点，并传承至今。《素问·四气调神大论》曰："是故圣人不治已病治未病，不治已乱治未乱，此之谓也。夫病已成而后药之，乱已成而后治之，譬犹渴而穿井、斗而铸锥，不亦晚乎！"国家提出的"健康中国"概念与中医"治未病"的思想不谋而合。对于疾病的防治，关键在一个"早"字，疾病要早预防、早治疗，才能把疾病对人体的损害控制在最小程度。对于国家来说，提高人民的健康水平，就需要将疾病防控的重点落在基层，让"医疗资源下沉"，而对广大人民群众来说，掌握健康与疾病的基本知识是预防疾病的关键和基础。

上工治未病，"健康中国名医在身边"这个系列，即是为了这一目的而出版的一套丛书。此丛书从广大群众感兴趣的防治议题入手，把复杂的、难以理解的专业术语，改变成通俗易懂的语言，起到了较全面地普及常见疾病防治知识的作用。丛书内容生动丰富，简易实用，较全面地涵盖了中医药防治疾病的基础知识，弘扬了中医学防治疾病的精神内涵。此套丛书实用价值高，诚属难能可贵之作，它普及了大健康概念，对广大人民群众指导预防疾病、正确促进患者早日康复尤其大有益处，故乐而为序。

国医大师 沈宝藩

2020年12月6日

前言

　　中医药是中华文明的瑰宝，护佑中华民族繁衍生息，让中华儿女屹立于世界民族之林。饱经岁月磨砺与历史沉淀的中医药学，包含着中华民族几千年的健康养生理念及其实践经验，凝聚着中华民族的博大智慧。在应对卫生挑战、推进卫生合作、推动完善公共卫生治理方面，中医药潜力无限，日益发挥着独特而重要的作用。

　　与此同时，在世界范围内，中医药正在得到越来越多的认可。2019年5月，第七十二届世界卫生大会审议通过了《国际疾病分类第十一次修订本》，首次将起源于中医药的传统医学纳入其中。民族的才是世界的，中医药将为全球健康管理贡献中国智慧、中国方案。

　　2016年10月，中共中央、国务院印发了《"健康中国2030"规划纲要》，该文件以提高人民健康水平为核心，从健康生活、健康膳食、健康体质、健康服务、健康保障、健康环境、健康产业、卫生体制八大方面全面解读了健康热点问题，普及了健康中国的基本知识，揭示了健康中国的战略意义，描绘了健康中国的美好远景，推动了健康中国战略的有效落地。

　　为了响应健康中国建设，我们通过编辑出版"健康中国名医在身边"丛书，以专家的视角和权威的声音，普及中医药的相关基本知识，提高大众对医学常识的掌握程度，特别是为常见病、慢性病患者提供防治指导，以提高他们的生活质量，同时解读社会关注、百姓关切的健康热点问题，倡导自主自律的健康生活方式。

"健康中国名医在身边"丛书将分辑出版，旨在使读者读有所得、读有所获。健康是促进人们全面发展的必然要求，是经济社会发展的基础条件。实现国民健康长寿，是国家富强、民族振兴的重要标志，也是全国各族人民的共同愿望。希望本丛书能为推进健康中国建设，提高人民的健康水平贡献自己的一份力量。

目录
Contents

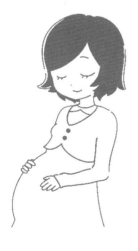

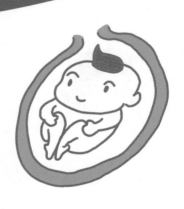

成就"好孕"的十个月

目录
Contents

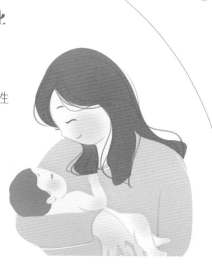

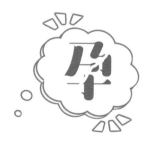

赢在起跑线

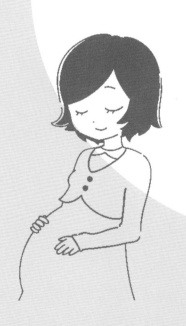

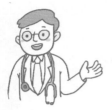

准爸妈们需做的
孕前检查

有句古话说得好，叫"兵马未动，粮草先行"。同样道理，说到备孕，准爸妈们也要提前行动起来。但是，备孕可不是大家想得那么简单。

除了"准妈妈们补充叶酸的同时要测好排卵期，准爸爸们要开始戒烟、戒酒、增加运动量"这些大家都知道的，还有一样事情大家可不要忽略，那就是，孕前检查。

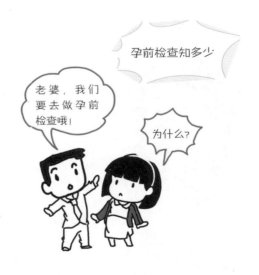

因为孕前检查除了能让夫妻双方对自己的生育条件有所了解，还能对自己身体有一个全面的了解，及时发现不适合怀孕的一些情况，并做出相应调理，从而成为一名健康合格的准妈妈、准爸爸。

什么时候进行孕前检查

孕前3~6个月。

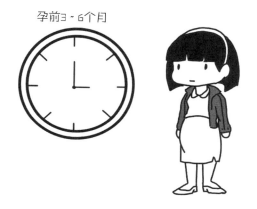

孕前3~6个月

 谁需要进行孕前检查

孕前检查的要求是夫妻同查。

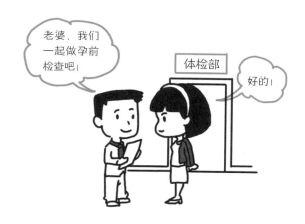

老婆，我们一起做孕前检查吧！

体检部

好的！

都要做些什么检查

准妈妈	准爸爸

首先询问病史
（特殊病史、不良生育史和家族性遗传病史）

常规检查项目

身高、体重、血压、血常规+血型、生殖器检查、肝功能、肾功能、口腔、甲状腺、传染病（乙型肝炎、梅毒、艾滋病、丙型肝炎）等

特殊检查项目

糖尿病、性病、染色体、地中海贫血、蚕豆病等

妇科B超	阴囊彩超
宫颈癌筛查	精液检查
阴道分泌物检查	精浆生化检查
性激素六项	
抗苗勒氏管激素	
TORCH检查（优生检查）	
遗传学检查	

　　根据各项检查结果及体格检查，医生会给出风险评估。若是准妈妈及准爸爸们拿到"合格通知书"，那医生就会开始指导下一步备孕需要注意的相关事宜，例如叶酸的补充、生活注意事项、寻找排卵期等。

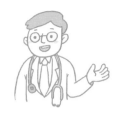

准爸爸的孕前准备

想要赢在怀孕起跑线，让精子和卵子来一场幸"孕"之旅，那么先生的精子质量就很重要了。

现在就和大家说说成就"爸"业的几点秘诀吧。

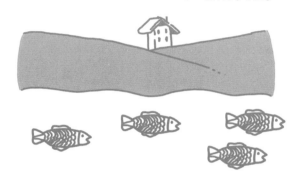

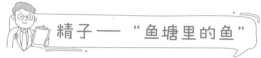

精子——"鱼塘里的鱼"

精子就好比鱼，活在一个鱼塘中。"鱼"少了、活力下降、孵化畸形、染病等，都会导致精子进入阴道后，没办法到达子宫、输卵管，找不到卵子，而"死"在半路上，白白牺牲。

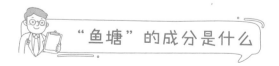

"鱼塘"的成分是什么

人类男性的精液由精子和精浆组成，精子由睾丸产生，精浆由前列腺、精囊腺和尿道球腺分泌产生。

精浆里含有果糖和蛋白质，是精子的营养物质。另外，精浆里还含有前列腺素和一些酶类物质。

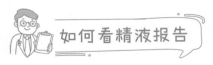
如何看精液报告

表1　精液报告项目解读

项目	正常范围	参考意义	解析
精液量	≥1.5mL	精液量过少：①不能充分中和阴道酸性环境，使精子活力下降。②不能为精子活动提供能量	偏碱性的精液帮助精子活动，精液量少了，精子活动受影响。精液中有精子需要的营养成分，精液量少了，精子没有营养，很难长途跋涉到卵子那里
酸碱度（pH）	7.2～8.0	碱性环境有利于精子活动，过酸或过碱影响精子活动和代谢。pH＞8.0可能存在急性生殖道感染	"鱼塘里的水"的酸碱度，过酸或过碱都不合适"鱼"的存活
液化时间	≤60分钟	超过60分钟未能完全液化，提示异常，可能存在前列腺炎等感染	液化时间：精液射出后从果冻状态变成液体状态所需的时间。精液不能及时液化，就会像果冻包住精子，精子出不去，没办法与卵子相遇
精子浓度	≥15×10⁶/L	低于正常范围称为少精子症	精子太少，"兵力不足"，女方难以受孕
精子活力（a+b）	≥32%	低于正常范围称为弱精子症	向前运动的精子少，运动能力差，难以游到输卵管与卵子相遇

（续表）

项目	正常范围	参考意义	解析
精子正常形态率	≥4%	<4%称为畸形精子症。畸形精子运动能力差，受精能力差	多见于精索静脉曲张、泌尿生殖道感染及药物影响等

"鱼"能活多久

精子的受精能力指精子在女性生殖道内可存活的时间，一般为24～48小时。也就是说"鱼"48小时内没找到卵子的话，那么它就注定要壮烈牺牲了。

在整个成人生命中，睾丸恒定地提供精子，运输并储存在附睾中，有的男性甚至80～90岁均可产生正常精子，不像女性的卵子，不可再生，卵巢功能逐年下降，生育力逐年降低。

要养好"鱼"必须避开的七大雷区

烟+酒

吸烟和酗酒是精子的大敌。香烟中的尼古丁不但能降低男性体内性激素的分泌，对精子还有直接杀伤能力。长期大量饮酒可能导致70%的精子发育不良或失去活力。

偏食

有些男性朋友偏食、挑食，不喜欢吃动物性食物，这会使体内含锌量下降。男性缺锌，会使性欲及性功能减退，精子数目下降。

热

精子生于睾丸内，对温度要求比较严格，睾丸温度通常低于体温1~2℃。温度过高会影响睾丸里的精子质量。如果男性有泡热水澡的嗜好，则会使精子产量减少。

房事过频

房事过频会使每次射精精液中的精子量减少，如果每毫升精液中精子少于2000万个，怀孕的概率就会降低。

忧虑

因家庭琐事夫妻不和，互相指责，双方终日处于忧郁或烦恼中，可直接影响机体的神经系统和内分泌功能，使睾丸生精功能发生紊乱，导致不育。

药及放射线

有些药物对精子有损伤作用，比如呋喃类药、激素等可诱发精子生长障碍、精子染色体损害或断裂。接受大剂量放射线照射可引起精子染色体畸变。

咖啡因

过量摄入咖啡因可能会影响生育，因此不要大量饮用含有咖啡因的可乐和浓茶等饮料。

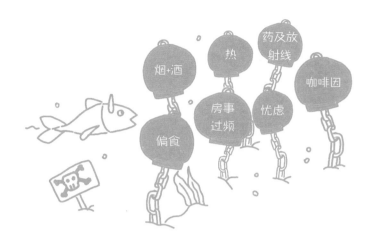

 如何才能拥有一个好"鱼塘"

（1）不穿过紧的裤子。

（2）向桑拿、热水浴说不。

（3）少烟酒。

（4）不乱吃药。

 轻轻松松，吃吃喝喝养出好精子

要生成好的精液，精氨酸、锌、硒、激素、酶、钙和多种维生素等物质的摄入不可缺少，如何吃好见表2。

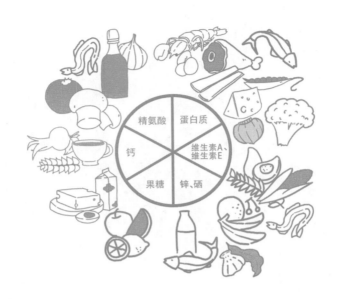

表2　生成精液所需物质

成分	意义	举例食物	缺少可能导致
蛋白质	生成精子的重要原材料	深海鱼虾、牡蛎、大豆、瘦猪肉、鸡蛋	精子数量和质量下降
钙	影响精子的运动、获能、维持透明质酸酶的活性及在受精过程中起着举足轻重的作用	牛奶、甜杏仁、芫荽、香菇、芥菜、排骨汤、豆制品、葡萄干、紫菜、虾皮、海带、金针菜等	精子运动迟缓，精子顶体蛋白酶的活性降低
精氨酸	①是构成精子头部的主要成分 ②为精子运动提供能量 ③增强精子活力 ④促进精子的形成和代谢	海参、鳝鱼、豆腐皮、冻豆腐、瘦猪肉、榛子、山药、墨鱼、芝麻、花生仁、泥鳅等	少精子症、弱精子症
果糖	精子的活动与精囊中所含果糖的数量有关	果糖在蜂蜜及各种水果（如梨、苹果、葡萄、甜橙）中含量尤丰	易造成死精症

（续表）

成分	意义	举例食物	缺少可能导致
锌、硒	是精子代谢必需的物质，并能增强精子的活力，维持男性正常的生殖功能	补锌的食物：贝壳类海产品、动物内脏、谷类胚芽、芝麻、虾、海鱼。补硒的食物：海带、墨鱼、紫菜	性功能和生殖功能减退
维生素A、维生素E	促进精子生成，提高精子活力，防止性器官老化	富含胚芽的食物如玉米、全麦粉等，鳝鱼、水果	造成精子产生障碍，精子活力降低

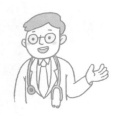

寻找"精卵见面"那一天

　　人类的孕育是个优胜劣汰的过程，每个月，成熟的卵子会在输卵管里等待成千上万的精子到来，赢了的精子和卵子牵手，在子宫内安营扎寨，孕育出一个可爱萌宝。

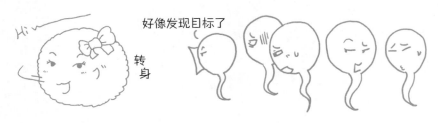

Hi　好像发现目标了

转身

　　想要创造爱情的结晶，想要孕育一个可爱的小天使，那么精子、卵子在输卵管见面，就成了最关键的一步。

　　现在越来越多的人不孕，其中一部分是因为身体亚健康、工作繁忙、夫妻两地分居等问题导致同房次数减少，夫妻两人不知道排卵期，因此错过最佳同房时机而不孕。

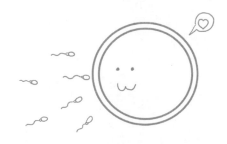

大家都知道，卵子是不可再生的。女性一辈子就只能排卵300～500颗，每个月排1～2颗卵子。卵巢需要呵护卵子长大、成熟、排出，直至输卵管抓住卵子后，卵子就静静地在输卵管壶腹部等待精子的到来。

这么珍贵的卵子，成熟排出后最长只能等待48小时，许多备孕夫妻们并不知道什么时候是排卵期，一般排卵期是月经的前14日，要是月经不准，则很难推断出准确的排卵期。下面4个秘密武器，教你轻松寻找排卵期，创造精子和卵子见面的那一天。

 寻找排卵期的4个秘密武器

表3　寻找排卵期的检查方法

检查方法	优点	排卵标志
基础体温	零费用	体温上升0.3～0.6℃
排卵试纸	操作方便	试纸出现两条线表示强阳性
B超监测	直观清晰	监测卵泡18～22mm
白带拉丝	典型特征	蛋清、透明样拉丝

秘密武器一：基础体温（BBT）

一般排卵期体温比平时升高0.3～0.6℃，通过观察体温，可以分辨是否正常排卵或者怀孕。

测试方法：睡前把温度计（已消毒）放在床头，尽量保证6～8小时的有效睡眠，早晨醒来不要起床，把温度计放置口腔内，等待5分钟，测试体温，每天记录，描点画曲线，观察排卵情况。

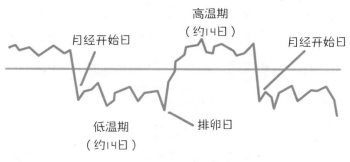

基础体温图

优点：BBT可以了解排卵时机、黄体功能、是否怀孕（排卵后基础体温升高超过16日，一般怀孕的可能性很大）。

缺点：比较难坚持，测试易中断，熬夜、生活作息不规律易导致基础体温测量不准。

🔖 秘密武器二：排卵试纸

从月经第8～10日开始每日定时用排卵试纸测定小便。女性排卵时会出现促黄体生成素（LH）的高峰。

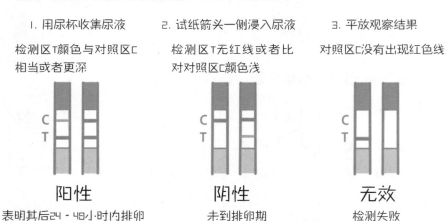

1. 用尿杯收集尿液
检测区T颜色与对照区C相当或者更深

2. 试纸箭头一侧浸入尿液
检测区T无红线或者比对对照区C颜色浅

3. 平放观察结果
对照区C没有出现红色线

阳性
表明其后24-48小时内排卵

阴性
未到排卵期

无效
检测失败

测试方法：①用干燥、清洁容器留取少量尿液。②取出试纸，把箭头所指的一端浸泡入尿液，保持30秒后取出。③5～10分钟观察结果。④每天测试，接近强阳性可以每日测试2～3次。将试纸板前后相互比较容易发现T线（测试线）逐渐加深，当测试线与对照线一样深（强阳性）时代表卵子成熟，24小时内将发生排卵。

优点：经济，方便，在家可操控。

缺点：有的人没有坚持天天测，可能不小心就错过排卵期了，或者有的人从来没有测到强阳性，这样的情况需要咨询妇科医生，进行相应分析、治疗。

秘密武器三：B超监测

一般从月经第8～10日开始进行B超监测卵泡。

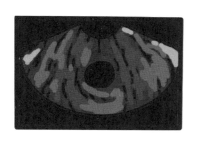

测试方法：一般采取阴道彩超监测，大于10mm的属于优势卵泡，它平均每日长1～2mm，5～7日长成18～22mm时成熟。B超监测卵泡就像观察一颗苹果的发育，看着它从小到大直至成熟，卵泡长得太慢、太快、太扁都不太好。

优点：直观地监测卵泡及内膜，适用于试孕3～6个月仍未受孕者，必要时医生给予一定的药物帮助卵泡及内膜发育，当卵泡到达18～22mm时，医生指导同房，或者给予肌肉注射人绒毛膜促性腺激素（HCG）或重组人绒促性素注射液促卵泡排出。

缺点：价格稍贵，需要到医院检查，一个月经周期，一般需要监测3～4次，部分夫妻会因为排卵期而造成心理压力，同房效果欠佳。

🔋 秘密武器四：白带拉丝

良好的激素促发一个成熟卵泡的同时，阴道分泌物也呈现典型的白带拉丝，少部分人伴随排卵导致的下腹隐痛。

测试方法： 排卵期大概是月经前14日，大部分月经规律的女性能推算自己的排卵期，也能在排卵那几天观察到自己的白带是否呈透明状、拉丝。

优点： 对自己的排卵期观察更加细微，能有白带拉丝的排卵期一般卵子质量都较好，不需任何花费。

缺点： 有的人排卵期没有太典型的白带拉丝和下腹隐痛。

那么知道了什么时候卵子成熟和排卵，剩下的就要看爸爸们强壮的好精子了。

一般卵子成熟排出，最长等待48小时，精子进入体内最佳时间是24～48小时。想要增加受孕率那么就请安排接近排卵期时隔天同房吧。

> **小提示：** 测到排卵试纸强阳性，白带拉丝，基础体温升高，B超提示卵泡成熟，即可安排隔天同房。

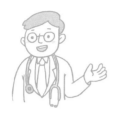

吃吃喝喝轻松"好孕"

为了优生优育，现在的准爸爸、准妈妈都知道要提前3~6个月到医院做孕前优生优育检查，提前服用叶酸等。也会找中医或者营养专家咨询孕前吃些什么更好怀孕，什么东西不该吃。

下面就和大家说说如何吃吃喝喝"精强卵壮"，轻松"好孕"。掌握以下"黄金法则"，做好孕前科学调理。

孕前饮食调理何时开始

一般来说，备孕夫妇，要提前3~6个月对饮食进行健康科学的调整。饮食与生育能力密切相关。

如果长时间坚持饮食科学、均衡，除了能提高受孕率，还能提高宝宝的健康水平。

什么才算良好的孕前饮食标准

最好的孕前饮食是不挑食，不吃刺激性食物，食物种类要全面、无污染，荤素搭配合理，三餐安排合理，不能暴饮暴食，不能节食少食。

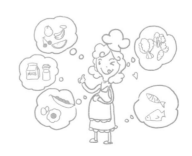

孕前饮食补充什么

    孕前饮食主要补充蛋白质、脂肪、各类维生素、无机盐、微量元素、热能、叶酸等营养物质或能量。这些都是孕妇怀孕过程中所需大量消耗的，因为胎儿在发育期，在快速生长的同时，要消耗大量能源及营养成分，这些都是从母体获得。同时，在孕育期，母体本身消耗量也比较大。因此，为了防止出现孕期营养不良或微量元素缺乏，孕前饮食的营养补充就显得极其重要。

表4　孕前饮食所需营养素

营养素	好处	食物
优质蛋白质	男女双方应每天在饮食中摄取优质蛋白质，保证受精卵的正常发育	含高蛋白质的鸡、鸭、鱼、牛、羊肉、瘦猪肉、蛋、奶、大豆与豆制品等
脂肪	脂肪是机体热能的主要来源，其所含必需脂肪酸是构成机体细胞组织不可缺少的物质，增加优质脂肪的摄入对怀孕有益	含高热能的动植物油脂等
钙、铁、锌	构成骨骼、制造血液、提高智力，维持体内代谢的平衡	含高钙的海产品、乳制品、豆制品等。含高铁的肝、瘦猪肉、海带、绿叶蔬菜等。含高锌的贝类、海带、黄豆、扁豆、黑芝麻、南瓜子、瘦猪肉等

（续表）

营养素	好处	食物
维生素	适量供给有助于精子、卵子及受精卵的发育与成长，但是过量的维生素，如脂溶性维生素也会对身体有害，因此建议男女双方多从食物中摄取，慎重服用维生素制剂	富含维生素A：动物肝脏、蛋黄、奶油、胡萝卜、绿叶蔬菜等。 富含维生素B_1：粗杂粮、豆类、瘦猪肉等。 富含维生素B_2：动物肝脏、蛋、蒜苗、绿叶蔬菜等。 富含维生素C：各种新鲜水果、蔬菜等
碘	堪称智力营养素，是人体合成甲状腺素不可缺少的原料。而甲状腺素参与脑发育期大脑细胞的增殖与分化，是不可缺少的决定性的营养成分	富含碘的食物：紫菜、海带、裙带菜、海参、蚶、蛤、蛏子、干贝、海蜇等
叶酸	孕前、孕期补充叶酸，可预防胎儿神经管畸形	如红苋菜、菠菜、生菜、芦笋、龙须菜、油菜、小白菜、豆类、动物肝脏、香蕉、橙汁等

一般来说，建议夫妻双方每天摄入畜肉150～200g、鸡蛋1～2个、豆制品50～150g、蔬菜500g、水果100～150g、主食400～600g、植物油40～50g、坚果类食物20～50g、牛奶500mL。

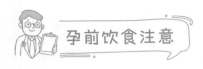
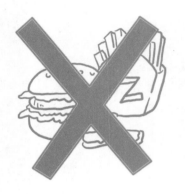

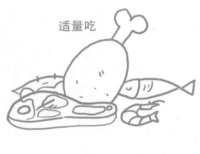

适量吃

　　防止在补充营养的时候进入误区，吃了不该吃的食物，少吃火腿、香肠、咸肉、腌鱼、咸菜，不吃熏烤食品如烤羊肉串等。重视饮食卫生，防止食物污染。应尽量选用新鲜天然食品，避免服用含色素、防腐剂等物质的食品；蔬菜水果应充分清洗干净，必要时可以浸泡一下，以避免农药残留；尽量饮用白开水，避免饮用咖啡、饮料、果汁等饮品；避免吸烟、饮酒、食用辛辣或高糖食物等。

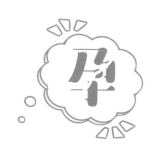

在孕途中出现的
"不速之客"

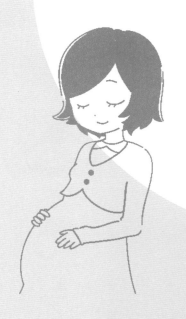

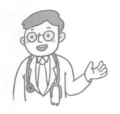

不孕症别着急，跟着专家坐上"好孕列车"

现在许多人，坐下来聊天，三句离不开孩子。孩子为我们的生活创造了许多的话题，孩子让我们的生活充满色彩。

大家纷纷在备孕，有的人却始终静悄悄。许多夫妇试孕3个月、半年不成功，就很着急地前来就诊："医生，医生！我是不是得了不孕症了？"

想要和别人一样，顺利坐上"好孕列车"，那么你首先要拿到准许上车的几个"通行证"，这样才能换得上车的车票。

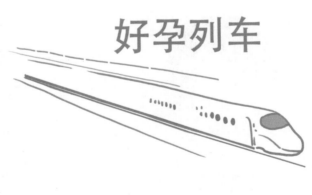

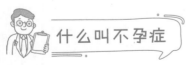

不孕症是指育龄夫妇同居1年，有正常性生活，从未采取任何避孕措施而未能受孕。未避孕而从未妊娠者称为原发性不孕；曾有过妊娠而后未避孕连续一年不孕者称为继发性不孕。

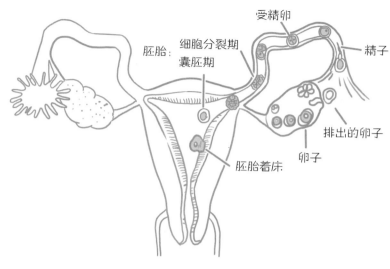

受精卵
胚胎：细胞分裂期 囊胚期
精子
排出的卵子
卵子
胚胎着床

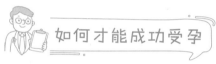
如何才能成功受孕

受孕是个复杂的生理过程，受多种因素影响，以下几个条件对成功受孕缺一不可：

（1）精液正常并含有正常的精子。

（2）卵巢能排出正常的卵子。

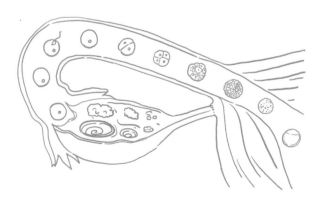

（3）卵子和精子能在输卵管内相遇并结合成为受精卵，受

精卵能被顺利地输送进入子宫腔。

（4）子宫内膜适合受精卵着床。

上述任何一个环节出现异常，均能阻碍受孕。可见，阻碍受孕的原因可能在女方、男方或男女双方。

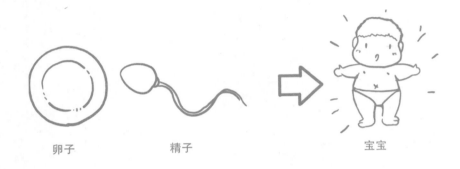

卵子　　　　　　　　精子　　　　　　　　　　　　　宝宝

卵子

直径大于10mm的属于优势卵泡，它会以每日1～2mm的速度长大，5～7日后长成18～22mm的成熟卵子。一个卵子排出后可存活约48小时，在这48小时内等待着与精子相遇、结合。

若卵子排出后由于多种原因不能与精子相遇形成受精卵，便在48~72小时后自然死亡。失去这次受精的机会，就要等到1个月后另一个卵子成熟并被排出，重复同样的过程。左右两个卵巢通常是轮流排卵，少数情况下能同时排出两个或两个以上的卵子。

在引起女性不孕的原因中，卵巢因素引起的不孕占不孕症的15%~25%，卵巢不排卵即是其中重要的原因之一。

许多的疾病可以引起卵巢不长卵泡或者不排卵（多囊卵巢综合征、子宫内膜异位症、卵巢早衰等），对于这些疾病，我们就交给医生治疗，除此之外，我们自己能如何保持卵子质量呢？

（1）不要熬夜。

（2）合理饮食。

（3）适量运动。

（4）保持良好心情。

精子

（1）精液异常

精液异常包括精子数目少、无精子、精子活动力减弱、形态异常、精液液化不全等。

（1）先天发育异常：双侧隐睾导致生精小管萎缩妨碍精子产生、先天性睾丸发育不全不能产生精子等。

（2）后天因素：如腮腺炎合并睾丸炎时引起睾丸萎缩，睾丸结核破坏睾丸组织，精索静脉曲张影响精子质量，以及全身慢性消耗性疾病、慢性中毒等。

（2）性功能异常

外生殖器发育不良、勃起障碍、早泄、不射精、逆行射精等可使精子不能正常射入阴道内，进而导致男性不育。

（3）免疫因素

男性生殖道免疫屏障被破坏时，精子、精浆可诱导体内产生针对自身精子的抗体，即抗精子抗体，使射出的精子发生凝集而不能穿过宫颈黏液。

输卵管

输卵管因素是不孕症的重要因素之一。

输卵管具有摄取卵子、运送精子并把受精卵运送进宫腔的作用，任何病变影响了输卵管的这些功能，均可导致不孕。输卵管疾病的主要原因有盆腔炎、感染性流产、阑尾炎、输卵管手术等。输卵管阻塞或通而不畅约占女性不孕因素的一半。

子宫

子宫是受精卵着床和孕育的地方，任何病变影响了子宫的功能，均可导致不孕，如：子宫发育异常、子宫肌瘤、子宫内膜炎、子宫内膜结核、宫腔粘连、子宫内膜异位症。

子宫内膜异位症导致不孕的确切机制目前尚不十分清楚，是多方面因素相互影响的结果，包括输卵管功能改变、宫腔内环境的改变、腹腔内环境因素的改变及自身免疫因素。

 其他影响成功受孕的因素

性生活不能或不正常

男女双方缺乏性生活的知识及对不孕过分焦虑而造成精神紧张等。

免疫因素

部分妇女血清或宫颈黏液中有抗精子抗体，其对精子具有凝聚或制动作用，性交时对精子产生不利影响。

原因不明性不孕

根据目前的临床检查措施仍不能确定的不孕原因。

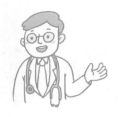

多囊卵巢综合征与不孕

　　如今，很多育龄女性婚后很长时间都未自然怀孕，去医院检查时发现自己得了"多囊卵巢综合征"，看名字很多人会误认为，多囊卵巢不就是有很多卵吗？为什么反而更难怀孕？

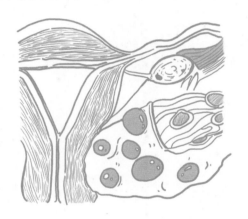

 什么是多囊卵巢综合征

　　多囊卵巢综合征（PCOS）是最常见的妇科内分泌疾病之一，在临床上以雄激素过高的临床表现、持续无排卵、卵巢多囊样改变为特征，常伴有胰岛素抵抗和肥胖。内分泌特征为血清促黄体生成素（LH）升高，雄激素升高。

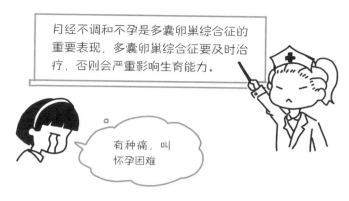

月经不调和不孕是多囊卵巢综合征的重要表现，多囊卵巢综合征要及时治疗，否则会严重影响生育能力。

有种痛，叫怀孕困难

 为什么会得多囊卵巢综合征

多囊卵巢综合征起病多见于青春期，其病因至今尚未阐明，目前研究认为可能和某些遗传基因与环境因素相互作用有关。多囊卵巢是个多系统的综合征，没办法治愈，需要日常多注意才能减轻多囊的症状。

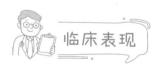 临床表现

多囊卵巢综合征的表现可见表5。

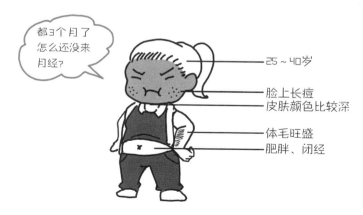

都3个月了怎么还没来月经？

25～40岁

脸上长痘
皮肤颜色比较深

体毛旺盛

肥胖、闭经

表5　多囊卵巢综合征的临床症状及具体表现

临床症状		具体表现
月经紊乱		患者无排卵或稀发排卵，约70%伴有月经紊乱，主要的临床表现形式为闭经、月经稀发和异常子宫出血
高雄激素表现	多毛	多毛是雄激素增高的重要表现之一，毛发主要分布在上唇、下腹和大腿内侧
	高雄激素性痤疮	多为成年女性痤疮，伴有皮肤粗糙、毛孔粗大，与青春期痤疮不同，具有症状重、持续时间长、顽固难愈、治疗反应差的特点
	女性型脱发	20岁左右即开始脱发。主要发生在头顶部，出现头顶部毛发弥散性稀少、脱落
	皮脂溢出	产生过量的雄激素，使皮脂分泌增加，导致患者头面部油脂过多，毛孔增大，鼻唇沟两侧皮肤稍发红、油腻，头皮鳞屑多、头皮痒，胸、背部油脂分泌也增多
	男性化表现	表现为有男性型阴毛分布，一般不出现明显男性化表现
卵巢多囊样改变		卵巢多囊样改变超声提示单侧或双侧卵巢内卵泡≥12个，直径在2～9mm，和/或卵巢体积（长×宽×厚/2）>10mL。同时可表现为髓质回声增强
其他	肥胖	肥胖占多囊卵巢综合征患者的30%～60%，肥胖表现为向心性肥胖（也称腹型肥胖）
	不孕	由于排卵功能障碍使多囊卵巢综合征患者受孕率降低，且流产率增高
	阻塞性睡眠窒息	在多囊卵巢综合征患者中常见，且不能单纯用肥胖解释，胰岛素抵抗较年龄、BMI或睾酮水平对睡眠中呼吸困难的预测作用更大
	抑郁	多囊卵巢综合征患者抑郁发病率增加，且与高体质指数和胰岛素抵抗有关，患者生活质量和性满意度明显下降

多囊卵巢综合征患者孕前检查

多囊卵巢综合征患者应进行一般孕前检查、口服葡萄糖耐量试验、胰岛素释放试验、血脂检查、阴道彩超等。建议男方同时也进行精液常规检查。

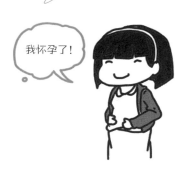

得了多囊卵巢综合征怎么办

💊 减轻体重

肥胖是多囊卵巢综合征患者常见的临床表现，减轻体重可以帮助恢复排卵。

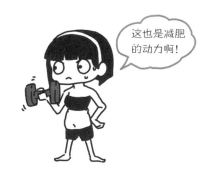

💊 调节月经周期

主要通过避孕药（例如达英-35）来调节月经周期，达到恢复排卵效果，疗程通常需要3~6个月，如果长期使用应该定时监测血糖、血脂和肝功能。

💊 改善胰岛素抵抗

可采用胰岛素增敏剂（二甲双胍）进行治疗，通过降低血胰岛素水平，纠正患者高雄激素状态，改善卵巢排卵功能。

促进生育

对于患有多囊卵巢综合征却想要怀孕的患者，也可以进行促排卵治疗（服用氯米芬、来曲唑等）。或者可在腹腔镜下给卵巢打孔或者部分切除，尤其适合子宫内膜异位症或输卵管积水的患者，也可以考虑试管婴儿。

中医调理

中医辨证调理，多以健脾去湿，补益肾精为法。

心理治疗

不孕的患者容易出现精神紧张、自卑等心理问题。因此要学会自我疏导，正确面对多囊卵巢综合征所致的不孕，树立信心，积极配合治疗。

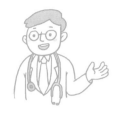

中医谈"宫寒"

"医生，我的小肚子冰冰的，是宫寒吗？"

"医生，我妈妈说我宫寒，常常给我煮艾叶鸡蛋，我可以吃吗？"

"医生，我一直不怀孕，上网查了一下是因为宫寒，真的是这样吗？"

"医生，我知道我是宫寒，月经量少，颜色很黑，痛经厉害，做了艾灸就好点，不做就宫寒厉害。"

俗话说"十女九寒"，所以有很多的女性朋友觉得自己"宫寒"。

上网输入"宫寒"一搜，"宫寒的定义、宫寒的症状、宫寒吃什么、宫寒不治疗就导致不孕……"这些内容看得人心惶惶，对照症状，真的十个女的中就有九个是"宫寒"了。

"宫寒"真的有这么普遍吗？

"宫寒"到底是什么

老百姓平常所说的"宫寒"，实际上是指女性的肾阳虚或脾肾阳虚、子宫失于温煦所出现的一系列的证候（见表6）。

"宫寒"无论是实寒还是虚寒，都可以引起经、带、胎、产或者是一些其他的疾病，如果不积极治疗或者调整改善，对女性的健康会有不同程度的影响。

表6 不同证型"宫寒"的表现

证型	表现
肾阳虚宫寒者	以下症状的一种或多种，如脸色晦暗、黑眼圈、唇周发暗、全身怕冷、手脚不温、月经不调、不孕、头晕耳鸣、性欲减退、喜温喜按、夜尿多等
脾肾阳虚宫寒者	在肾阳虚症状的基础上增加一些消化系统的症状，如胃口差、经常腹胀、吃生冷食物后易腹痛腹胀甚至腹泻、大便溏薄等

 "宫寒"是先天体质所致吗

"宫寒"的成因除了先天的体质禀赋外，也与后天的因素有关，比如多次人流导致盆腔感染、产后（包括正常分娩或小产如人流、药流）或月经后劳累或感受风寒、过频或不洁性生活，饮食上过食生冷，损伤机体阳气，导致肾阳虚衰；或影响脾胃消化和吸收功能，而致脾肾阳气虚损等。

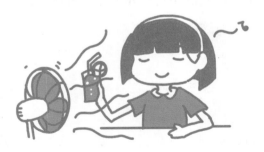

如果从这些方面加以注意，能更加有效避免形成肾阳虚或脾肾阳虚（即所谓"宫寒"）体质。

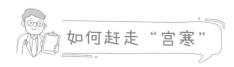

（1）全面保暖，驱寒暖宫。注意小腹、腰部和双脚保暖。

（2）保持乐观的心态和充足的睡眠。

（3）动则生阳，日常多运动。

（4）饮食调理，祛除宫寒。不止冬季，一年四季都要避免吃生冷的食物、喝冷饮。少吃寒性的食物及水果如白菜、梨、西瓜、黄瓜、绿豆、苦瓜等。多吃补气暖身的食物，如核桃、枣、花生、羊肉、鸡肉、海参、栗子、洋葱、番茄、韭菜、桂圆、肉桂、小茴香等。每日午餐或晚餐后喝一杯姜枣茶，可以化解寒凉食物或是凉性食物中的寒气，在饮食上替你的子宫把好关，对调理宫寒十分有益。

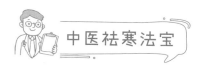

中医可通过外治法祛寒暖宫，具体方法见表7。

表7　中医外治法

外治法	部位	功效
艾灸 神阙 气海 关元	一般选取气海穴（肚脐正中直下1.5寸处）、关元穴（肚脐正中直下3寸处）	用艾条，艾灸20～30分钟，每周3～4次，长期坚持温肾、暖宫、散寒。可咨询临床医生根据患者情况辨证加减取穴

（续表）

外治法	部位	功效
中药浴足	可用专门中药散，或者艾叶、生姜皮煮水浸泡双足	将双足泡在40～45℃的药水中20分钟，可以促进全身的经络和血脉畅通，改善手脚冰凉、月经色暗有血块等症状
中药全身熏蒸	根据产妇产后"虚、寒、瘀"的特点，采取中药熏蒸满月发汗的全身中药熏蒸治疗	疗效显著，许多经历小产、多次流产、痛经患者，特别是肾阳虚和脾肾阳虚患者更是立竿见影
中药倒模	运用倒模的原理，在患者盆腔体表投影位置做倒模，敷上药物（常用的有吊瘀散和金双散）	根据病情在药物上选用生石膏或者红外线照射，利用其发热、冷却与收敛等作用，进行倒模处理。可改善血液循环，加强局部气血流通，改善部分"宫寒"患者的症状
耳穴压豆	使用王不留行籽按压、刺激耳郭上相应的穴位	以疏通经络、理气止痛、活血化瘀、补肾固精等。可用于妇科痛经、月经量少、子宫肌瘤、更年期综合征等

女性养颜法宝——四物汤

治法：补血养血。

组方：四物汤是一首养血活血之名方，其药物组成为熟地黄10g，当归10g，白芍10g，川芎8g。

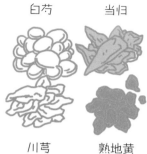

白芍　　当归

川芎　　熟地黄

用法：水煎服，3碗水熬成1碗，经期第3～4日连服2日。

注意事项：因为体质不同（脾虚、体内燥热者不适应）；服用这服汤药之前要先去咨询中医的意见，让医生开药方子。

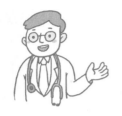

子宫内膜异位症这"隐形杀手"

如果你问，女人最痛苦的事情是什么？

估计大部分女人会告诉你，是生孩子时让人撕心裂肺的十级疼痛，还有一部分女人会告诉你，每月的那几天，着实让人心烦气躁，严重的话也可能会是痛不欲生。

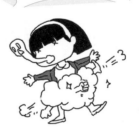

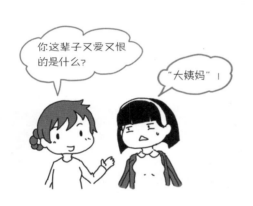

对，没错，说的就是痛经，一个反反复复折磨广大女性朋友的"小妖精"。但大家对它的了解并不多，那我们趁着这个机会一起来看看痛经是怎么一回事。

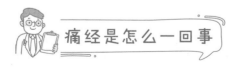

痛经是怎么一回事

痛经分为原发性痛经和继发性痛经两类。

原发性痛经

原发性痛经是指生殖器官无器质性病变的痛经，在青春期多见，常在初潮后1~2年内发病，伴随月经周期规律性发作，以小腹疼痛为主要症状。疼痛多自月经来潮后开始，最早出现在经前12小时，以行经第1日疼痛最剧烈，持续2~3日后缓解。疼痛常呈痉挛性，一般不伴有腹肌紧张或反跳痛，可伴有恶心、呕吐、腹泻、头晕、乏力等症状，严重时面色发白、出冷汗。原发性痛经在未婚时多见，待年长后特别是婚后或生育过后，痛经自然会消失，可不必治疗。

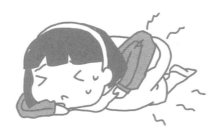

当然，如果痛经的疼痛时间长达3日以上或严重影响生活者应当予以治疗，治疗以止痛、镇静为主，平时要保证足够的休息和睡眠，进行规律而适度的锻炼，经期禁食冷饮及寒凉食物，禁游泳、盆浴、冷水浴等。

继发性痛经

继发性痛经指由盆腔器质性疾病，如子宫内膜异位症、子宫腺肌病等引起的痛经。

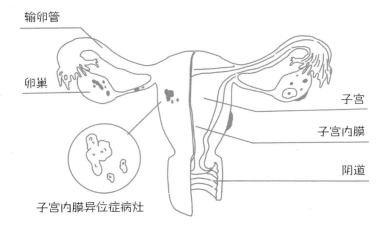

输卵管

卵巢

子宫

子宫内膜

阴道

子宫内膜异位症病灶

 什么是子宫内膜异位症

　　子宫内膜异位症是指有活性的内膜细胞种植在子宫内膜以外的位置而形成的一种女性常见妇科疾病。简单来说，就是子宫内膜长到子宫腔以外的地方去了。

　　目前发病机制被普遍认可的是子宫内膜种植学说。本病多发生于生育年龄的女性，青春期前不发病，绝经后异位病灶可逐渐萎缩退化。

 子宫内膜异位症的症状及临床表现

　　子宫内膜异位症的症状及临床表现见表8。

痛经　　　　月经紊乱　　　　不孕　　　　性交疼痛

表8 子宫内膜异位症的症状及临床表现

症状	临床表现
痛经	痛经是最典型的症状，呈继发性伴进行性加重，常于月经来潮前1～2日开始，经期第1日最剧，以后逐渐减轻，至月经干净时消失
月经紊乱	与子宫内膜异位症影响卵巢功能有关。子宫内膜异位症患者会发生卵巢功能失调，如排卵异常等
不孕	不孕率30%～50%。主要是因为盆腔环境发生改变，如炎症反应、盆腔粘连等，这种改变对卵巢的卵子发育、卵子排出后通过输卵管运输到子宫腔的过程产生负面的影响。另外，子宫内膜对胚胎的容受性（即接受胚胎种植的能力）下降
性交疼痛	子宫直肠陷凹、阴道直肠隔的子宫内膜异位症可以引起性交疼痛（深部触痛），经期排便次数增加、疼痛（里急后重）
其他	如子宫内膜异位至膀胱者，出现有周期性尿频、尿痛、血尿。腹壁瘢痕及脐部的子宫内膜异位症则出现周期性局部肿块及疼痛。肠道子宫内膜异位症患者可出现腹痛、腹泻或便秘，甚至有周期性少量便血

 如何诊断子宫内膜异位症

　　如果你有以上任何一项表现，都应该前往医院就诊，做相关的检查以确诊，如抽血检查CA125、抗子宫内膜抗体。如果合并有卵巢子宫膜异位囊肿，B超、MRI进一步辅助检查。腹腔镜探查是"金标准"，借助腹腔镜直接窥视盆腔，见到异位病灶或对可见之病灶进行活检确定诊断。

如何治疗子宫内膜异位症

临床遵循以下28字方针：

减灭和消除病灶，减轻和消除疼痛。

改善和促进生育，减少和避免复发。

治疗的基本考虑

（1）无合并盆腔结节或附件包块、临床痛经症状明显、影响日常生活和工作、年轻暂无生育要求女性，可首选药物治疗。

一线药物：中医药、非甾体抗炎药、口服避孕药、高效孕激素。

二线药物：促性腺激素释放激素、左炔诺孕酮宫内缓释节育系统。

（2）合并盆腔结节、附件包块，包块直径≥4cm，无生育要求的女性，行腹腔镜手术诊断及治疗，术后加用促性腺激素释放激素反向添加、口服短效避孕药、左炔诺孕酮宫内缓释节育系统、中医药（内服、外敷、灌肠）等预防复发；有生育要求的育龄期女性，术后尽早妊娠。

（3）合并盆腔结节、附件包块，包块直径＜4cm，无生育要求的女性，可予中医药治疗或者观察；有生育要求者，可中医药辅助积极妊娠。

（4）痛经合并不孕，行宫腹腔镜手术，确诊子宫内膜异位症，进行分期，行病灶切除和输卵管功能评估（Ⅰ～Ⅱ期、EFI评分≥5分，年龄大于30岁，不孕年限＞3年，合并轻中度男方因素，建议行宫腔内人工授精；Ⅲ～Ⅳ期或深部浸润型子宫内膜异位症，年龄＞35岁，EFI评分≤4分，合并严重男方因素，建议行体外受精胚胎移植）。

（5）盆腔包块腹腔镜术后再次复发，无生育要求的女性，可行超声引导下盆腔包块穿刺抽液术，术后加用促性腺激素释放激素反向添加、口服短效避孕药、左炔诺孕酮宫内缓释节育系统、中医药（内服、外敷、灌肠）等预防复发；有生育要求者，术后中医药积极辅助妊娠。

治疗方法

针对伴有不孕症的子宫内膜异位症患者的治疗方案主要有：

① 期待治疗

临床上对于轻度患者进行期待治疗，就是不进行干预并定期随访，若有轻微疼痛症状，予以口服布洛芬缓解疼痛。有生育要求的女性可以尽快妊娠，妊娠后病灶萎缩坏死，分娩后症状明显缓解。

② 药物治疗

主要包括口服避孕药、孕激素受体拮抗剂、孕三烯酮、促性腺激素释放激素、达那唑等药物。

（3）手术治疗

适用人群包括经药物治疗后症状不缓解、局部病灶加剧、生育功能未恢复、卵巢内膜异位囊肿较大的患者。对于有生育要求的育龄期女性的保留生育功能手术，只切除异位病灶，保留子宫及部分卵巢。

（4）联合治疗

目前临床治疗以手术联合药物治疗为主。术前用药，可以使病灶缩小软化，有利于缩小手术的范围和操作；术后服药，可以减少或推迟复发。

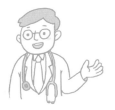

得了子宫肌瘤，是先怀孕还是先手术

"医生，我38岁了，想怀二胎，可是最近的体检发现了子宫肌瘤，我是该先怀孕还是先手术呢？肌瘤会恶变吗？我为什么会得子宫肌瘤？"

每天都会有不少患者这样询问，因为现在30～50岁女性的子宫肌瘤的发病率高达30%。

说到子宫肌瘤的问题，很多人都很纠结，到底应该先怀孕，还是该先手术。其实，很多时候包括医生在内都很犯难，每个人的肌瘤形态不同，生长位置不同，生长速度也不同，要真正无偏差地判断这个肌瘤是否会影响怀孕确实不容易。

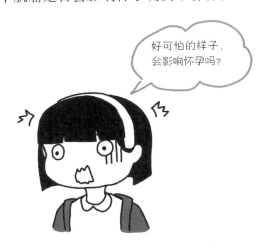

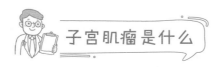

子宫肌瘤是什么

子宫肌瘤是女性生殖器官中最常见的一种良性肿瘤，也是人体中最常见的肿瘤之一，由于子宫肌瘤主要是由子宫平滑肌细胞增生而成，因此常称为子宫平滑肌瘤。

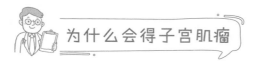

为什么会得子宫肌瘤

有关子宫肌瘤的病因迄今仍不是很清楚，子宫肌瘤是一种激素依赖性肿瘤。雌激素是促使肌瘤生长的主要因素。

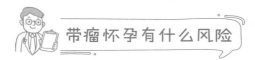

带瘤怀孕有什么风险

（1）黏膜下肌瘤可影响受精卵着床，导致早期流产。

（2）肌壁间肌瘤过大可使宫腔变形或内膜供血不足引起流产。

（3）生长位置较低的肌瘤可妨碍胎先露下降，使妊娠后期及分娩时胎位异常、胎盘低置或前置、产道梗阻等。

（4）胎儿娩出后易因胎盘粘连、附着面大或排出困难及子宫收缩不良导致产后出血。

（5）妊娠期及产褥期肌瘤易发生红色样变，但采用保守治疗通常能缓解。

手术对怀孕有什么影响

（1）剔除肌瘤会有手术相关失血、感染的风险。

（2）手术以后子宫有瘢痕，下次怀孕有5‰破裂的风险。

（3）手术以后子宫的创面容易和外面形成粘连，导致下一次手术的困难。

（4）手术以后仍然有肌瘤复发的问题。

（5）手术以后也需要避孕3~12个月后再考虑下一次怀孕。

什么情况下建议先行手术

有一些情况是不太倾向于保守观察带瘤怀孕的，包括：

（1）已经有月经量多、压迫膀胱或者直肠的症状。

（2）排查了其他原因导致的不孕。

（3）对宫腔有压迫的黏膜下肌瘤，黏膜下肌瘤导致流产概率增大。

（4）若是在过去有过一次的不良孕产史，在中期或者晚期（孕3个月以后）出现怀孕流产的问题。这样的情况更加倾向于手术治疗。

总之，肌瘤并不是一发现就要做手术，要根据患者个人具体病情和生育、年龄等问题，综合评估后，才能决定治疗方法。

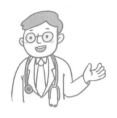

说说生化妊娠、胚胎停育那些事

你和相爱的人结婚后，接下来最希望的事情是什么？当然是拥有一个可爱的小天使，可以的话，最好来一对，还是龙凤胎！夫妻琴瑟和鸣，膝下儿女双全，岂不是人生乐事！看见验孕棒那两根红线的时候，估计各位准爸爸、准妈妈都能高兴得跳起来！

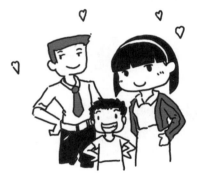

小莉和小敏是好闺蜜，差不多时间结婚，又先后怀孕了，俩好姐妹还想着结亲家呢。结果，没过几天，小莉就出现阴道流血了，这可怎么办？

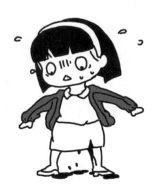

去医院检查，医生说小莉流产了。这无疑是个晴天霹雳！怎么就流产了呢？医生说是生化妊娠，生化妊娠是什么？小敏还没来得及去安慰小莉，自己去做常规检查的时候，B超提示胎儿没胎心，停止发育了，医生说是稽留流产，稽留流产又是什么？

小敏既没有阴道流血，也没有腹痛，没有任何不舒服，怎么就稽留流产了？小天使说不见就不见了！这到底是怎么回事？

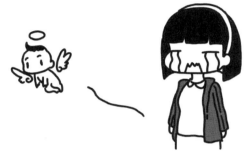

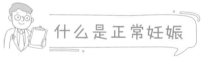

什么是正常妊娠

正常妊娠是指胚胎通过输卵管抵达子宫的宫底部，而子宫内膜处于接受状态，正积极准备着迎接胚胎的到来，当胚胎和子宫内膜亲密接触后，胚胎会钻入子宫内膜层，然后开始扎根，茁壮成长，同时滋养细胞分泌大量的人绒毛膜促性腺激素，进入母体血液，并可通过生物化学方法检测出来，即生化妊娠阶段。而孕囊则需怀孕5～6周才能通过超声检查出来，即临床妊娠阶段。

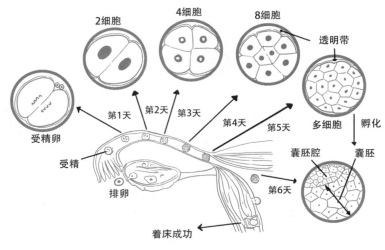

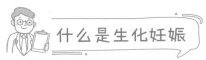

什么是生化妊娠

生化妊娠一般是指胚胎已经着床，胚胎分泌的β-HCG已进入母体血液并达到生物化学方法可检测的水平，即血中可以检测到β-HCG＞25mIU/mL或者尿妊娠试验阳性，之后由于某种原因，胚胎未能持续健康成长就枯萎了，还没发展至能用B超检查出来孕囊的阶段。

生化妊娠并不罕见，占总妊娠的25%～30%。

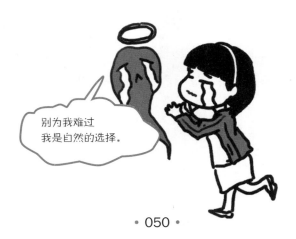

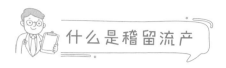

什么是稽留流产

稽留流产又称为过期流产或死胎不下,孕早期胚胎因某种原因停止发育,胚胎死亡而仍稽留于宫腔内。B超提示妊娠囊内可见胎芽或胎儿形态不整,无胎心搏动或表现为枯萎囊等。

妇科检查子宫颈口闭合,子宫小于停经月份,且不如妊娠时柔软。一般有停经史,无腹痛,有或没有阴道流血,伴随早孕反应消失。

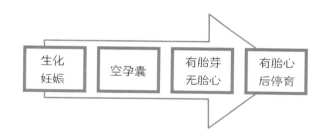

发生生化妊娠和稽留流产的原因

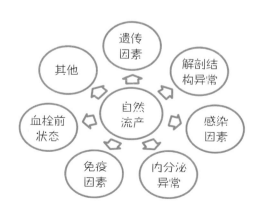

遗传因素

（1）夫妻双方染色体异常（3%～8%），普通人群约0.2%，复发性流产夫妇中高达4%，最常见为染色体平衡易位和倒位。

（2）单基因疾病。

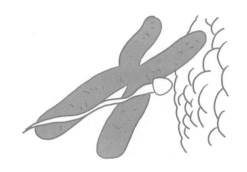

解剖结构异常

（1）先天性苗勒氏管发育异常：单角子宫、双角子宫、纵隔子宫、双子宫双阴道等。

（2）获得性解剖结构异常：宫腔粘连、宫腔息肉、黏膜下肌瘤。

（3）宫颈机能不全。

感染因素

（1）TORCH：弓形虫、风疹病毒、巨细胞病毒、单纯疱疹病毒。人型支原体、解脲脲原体、沙眼衣原体。

（2）其他：细菌性阴道病、微小病毒B19、李斯特菌、肺炎克氏杆菌。

📋 内分泌异常

（1）黄体功能不全。

（2）多囊卵巢综合征：影响卵子、胚胎质量，导致子宫内膜容受性下降。

（3）甲状腺功能异常。

（4）未控制的糖尿病。

（5）高催乳素血症：直接抑制黄体颗粒细胞增生及功能。

📋 免疫性因素

① 自身免疫型

（1）抗磷脂抗体综合征：直接造成血管内皮细胞损伤，促进血栓形成抑制滋养细胞功能。

（2）系统性红斑狼疮。

（3）干燥综合征。

（4）其他相关自身抗体：抗核抗体、抗甲状腺抗体、抗人绒毛膜促性腺激素抗体、抗子宫内膜抗体、抗精子抗体等。

② 同种免疫型

（1）母胎之间免疫调节失衡。

（2）人类白细胞抗原（HLA）相容性过大，封闭抗体缺乏。

（3）排除其他因素。

正常妊娠：父源性人类白细胞抗原（HLA）抗原刺激母体，

产生封闭抗体；母-胎耐受，妊娠成功。

自然流产：夫妇HLA-DQ A基因相容性过大，封闭抗体不产生免疫攻击，自然流产。

血栓前状态——易栓症

由于抗凝蛋白、纤溶蛋白等的遗传性缺陷或因存在获得性血栓形成危险因素而易发生血栓栓塞的一类疾病。

其他

（1）环境因素。

（2）精神心理因素。

（3）胎盘结构异常。

（4）男性因素。

 如何预防稽留流产的发生

（1）关于女性流产后多久再怀孕较合适的最新观点是：流产后的妇女如果希望迅速怀孕，不需要等待，随时怀孕并不会增加再次流产的概率。同时，流产后迅速怀孕对妇女的心理健康有益，可增强其怀孕的信心，缩短流产带来的伤痛，减少抑郁症的发生。

（2）要做遗传学检查，夫妇双方同时接受染色体的检查。

（3）做血型鉴定包括Rh血型。

（4）怀孕前行TORCH、支原体、衣原体检查，行对应治疗。

（5）完善免疫抗体的检查。

（6）如封闭抗体为阴性，建议经治疗后呈阳性再怀孕。

（7）针对黄体功能不全治疗的药物使用时间要超过上次流产的妊娠期限（如上次是在孕3月流产，则治疗时间不能短于孕3月）。

（8）有甲状腺功能低下，要保持甲状腺功能正常后再怀孕，孕期也要服用优甲乐。

（9）孕后保持心情舒畅，注意休息，环境舒适。

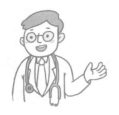

不孕？可能是子宫内膜息肉在作怪

护士："医生，新收患者，子宫内膜息肉，女，29岁……"

护士："医生，新收患者，子宫内膜息肉，女，48岁……"

护士："医生，新收患者，子宫内膜息肉，女，31岁……"

这是妇产科病区真实的场景，一个上午的时间，就有3个子宫内膜息肉的患者就诊，发病率如此之高。

尽管如此，还是有很多人不知道子宫内膜息肉到底是什么来头。所以，趁着这个机会，我们一起来认识一下这个病。

 什么是子宫内膜息肉

子宫内膜息肉是妇科的常见病，是由子宫内膜局部过度增生所致，表现为突出于子宫腔内的单个或多个光滑肿物，蒂长短不一。

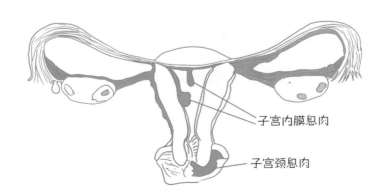

子宫内膜息肉

子宫颈息肉

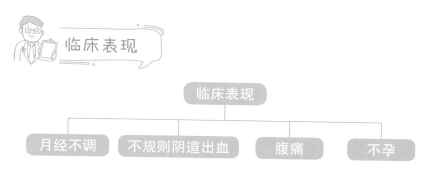

临床表现

临床表现

月经不调　不规则阴道出血　腹痛　不孕

为什么会得子宫内膜息肉

 影响因素

　　好发于35岁以上妇女。随着发病率的升高，发病年龄也逐渐年轻化，可能与不良的饮食、作息习惯有关，如进食激素类食物或者药物、熬夜、吸烟等。

内分泌因素

　　与雌激素水平过高有关，雌激素可促使子宫内膜增生而产生月经，如雌激素水平过高，局部内膜增生过长，则容易形成子宫内膜息肉。经常进食激素类的食物或激素类药物，也会使女性体内的雌激素水平升高。

炎症因素

　　长期妇科炎症刺激、宫腔内异物（如宫内节育器）刺激、分娩、流产、产褥期感染、手术操作或机械刺激，都可能引起子宫内膜息肉的发生，且长期的炎症刺激会使息肉越来越大。

其他

年龄增长、高血压、肥胖、糖尿病、乳腺癌术后长期使用他莫昔芬等都是子宫内膜息肉的高发因素。

 怎么发现子宫内膜息肉

妇科检查

大部分妇科检查结果无明显阳性体征，除非子宫内膜息肉蒂长者，脱出了宫颈外口可见，易与宫颈息肉混淆。

B超

月经干净后的阴道超声检查更具有可靠意义，此时子宫内膜菲薄，有助于区分息肉状子宫内膜与子宫内膜息肉。子宫腔内声学造影的敏感性和特异性更高。

宫腔镜检查

不仅可以在直视下观察宫腔内的情况，并可以取出组织进行病理检查，是诊断子宫内膜息肉的重要方法。

病理检查

诊断子宫内膜息肉的"金标准"。

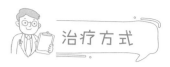治疗方式

📋 期待治疗

对于小的、无症状的息肉，可暂时观察，定期复查，部分息肉可随着子宫内膜的周期脱落而脱落。

📋 药物治疗

有临床症状、无性生活史、不宜手术的患者，可以月经后半周期口服地屈孕酮片10～14日，或者月经的第5日开始口服短效避孕药，连服21日，治疗3个月为1个疗程，复查B超了解子宫内膜息肉的情况。

📋 手术治疗

① 手术治疗对象

临床症状明显、B超提示宫内异常回声团、宫腔内赘生物不完全排除恶性可能性的患者，均建议手术治疗。

② 手术时机

月经干净后的3～7日，术前禁止性生活，检查阴道分泌物排除生殖道炎症，排除血液方面的疾病。

③ 具体手术

（1）宫腔镜电切术：最主要的治疗方法，切除的组织全部送病理检查。

（2）诊刮术：不具备宫腔镜设备的情况下，可选择传统的诊刮术，术后1月复查B超。

（3）根治性手术：对于40岁以上的患者，如出血症状明显，上述治疗不能根除或经常复发者，合并子宫内膜病变者，可考虑全子宫切除术。

小提示：术后一周内可有阴道少量出血，术后一个月内禁止性生活和盆浴，术后可口服短效避孕药预防复发。

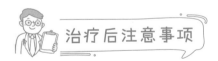 治疗后注意事项

25%子宫内膜息肉（特别是直径小于1cm）的可随月经期内膜剥脱；75%～100%可通过宫腔镜下息肉切除术改善子宫异常出血的症状；不孕症患者术后可以提高生育能力。

本病容易复发，术后应定期复查，每3个月复查一次。但无症状者，不必反复手术治疗。

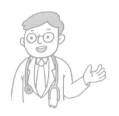

输卵管阻塞，精子卵子没法见面怎么办

怀孕生子在我国对于每个家庭来说，是件大事，而女性无避孕的性生活至少12个月而未孕，称为不孕症。我国不孕症发病率为7% ~ 10%。

女性不孕因素包括盆腔因素及排卵障碍，其中盆腔因素里的输卵管不通畅是一个常见而重要的因素。

很多人一年不孕了，来到门诊想要查输卵管。

医生问："想做X线的还是彩超的？"

患者说："能做通液的吗？会不会很痛呀，哪个更准确些？万一不通怎么办？"

一个接一个的问题……输卵管是精卵见面的地方，是我们生命的起源，可是它就像下水道一样，使用久了，或者没有好好爱护它，它就阻塞不通了，输卵管没办法抓获卵子，精子没办法到达输卵管的壶腹部和卵子见面，就没办法进行生命的继续创造。

现在我们带着大家聊聊输卵管那些事！

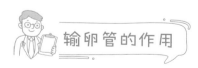

输卵管的作用

输卵管为一对细长而弯曲的肌性管道，为卵子与精子结合的场所及运送受精卵的通道。

输卵管堵塞的原因

（1）慢性输卵管炎（淋病奈瑟菌、结核分枝杆菌、沙眼衣原体等感染）引起伞端闭锁或输卵管阻塞、积水。

（2）输卵管先天性发育异常。

（3）手术损伤等原因。

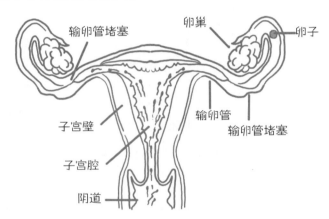

 如何检查输卵管的通畅度

输卵管通畅检查的主要目的是检查输卵管是否畅通，了解宫腔和输卵管腔的形态及输卵管的阻塞部位。

常用的检查方法有输卵管通液术、子宫输卵管造影术。近年随着内镜的临床应用，腹腔镜直视下输卵管通液检查也作为常用的检查手段。

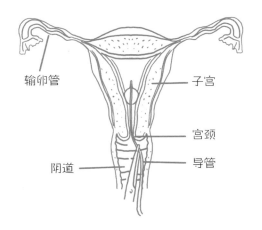

输卵管　　　　　　　　　子宫

宫颈

阴道　　　　　　　　　　导管

输卵管通液术

输卵管通液术是检查输卵管是否通畅的一种方法，且具有一定的治疗功效。医师通过导管向宫腔注入液体，根据注液阻力大小、有无回流、注入液体量和患者感觉等来判断输卵管是否通畅。

该操作简便，但只是根据阻力大小、回流情况、注入液体量及患者术中感受来主观判断通畅与否，不能判断输卵管阻塞的部位。

子宫输卵管造影

子宫输卵管造影是通过在导管向宫腔及输卵管注入造影剂，行X线透视、摄片或行B超监测下，根据造影剂在输卵管及盆腔内的显影情况了解输卵管是否通畅、是否积水、阻塞部位及宫腔位置和形态。

该检查损伤小，能对输卵管阻塞做出较正确诊断，准确率可达80%，且具有一定治疗功效。临床应用及研究表明，输卵管造影术的诊断价值要远高于输卵管通液术。

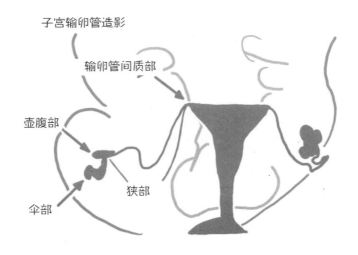

子宫输卵管造影

输卵管间质部

壶腹部

狭部

伞部

妇科内镜输卵管通液检查

腹腔镜直视下输卵管通液检查的准确率达90%～95%，因内镜手术对器械要求较高，且腹腔镜探查是创伤性手术，一般不作为常规筛查。通常在不孕不育患者行内镜检查时例行行输卵管通液检查，或是多方面检查均未发现异常而行腹腔镜探查时同步行输卵管通液检查（通液剂常用亚甲蓝染液）。

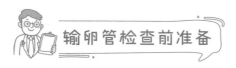

输卵管检查前准备

（1）时间以月经干净后3～7日为宜，术前3日禁性生活。

（2）术前需要行白带常规检查，妇科常规检查以排除生殖炎症。

（3）通液术和造影术术前30分钟肌肉注射阿托品0.5mg解痉，术前排空膀胱，术前测量生命体征。

（4）X线下子宫输卵管造影术前需要行造影剂皮试。B超下子宫输卵管造影术则不需要皮试。

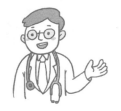

还是怀不上？辅助生殖技术来补救

"医生，已经两年了，我们还是没怀上孩子，我们想做试管。"

"医生，我们年龄大了，不想试孕，想直接做试管双胞胎。"

"医生，我流产三次了，听说邻居来做试管，生了龙凤胎，我可以做吗？"

每个女人都有当妈妈的权利，每个妈妈都希望可以拥有健康的宝宝。然而当存在一些问题时，这个过程可能就没有那么顺利，就需要用到一些辅助生殖技术。现在大家对于辅助生殖技术，已经不那么抗拒了，甚至有的人，没有指征也要求直接做试管。

其实许多人对于辅助生殖是一知半解的，今天就带大家了解一下辅助生殖的一些相关知识。

 ## 说说什么是人工授精

我们都知道，正常的怀孕需要成熟的卵子与健康的精子相遇，通过通畅的输卵管，种植在子宫中，慢慢生长发育成一个健康的宝宝。

可是有的时候，就是怀不上，比如女方检查一切正常，男方不能正常地射精，或者精子质量差，经过治疗并没有改善，这时我们就可以考虑人工授精。

人工授精，是指采用非性交的方式将精子递送到女性生殖道中以达到受孕目的的一种辅助生殖技术。

人工授精的过程

首先，需对接受人工授精的不孕女性做详细的妇科检查，检查内外生殖器是否正常、子宫内膜活检腺体分泌是否良好、双侧输卵管是否通畅等，这些都正常，才具备接受人工授精的条件。

然后需要估计排卵日，以选择最佳的人工授精时间。常用的估计排卵日的方法包括测定基础体温、宫颈黏液（一般在排卵前4～5日出现），或接近排卵日连续测定尿黄体生成素的峰值，或连续阴道超声波检查等。

在女方估计排卵期前，赠精者或丈夫经手取出精液，对精液进行化验，若结果显示精液密度及活动度正常，待其精液液化后，用注射器或导管将精液注入阴道、子宫颈周围及子宫颈管内。女方卧床休息2～3小时使精液不致排出。

每位女性在1个月经周期中可进行3次人工授精，即在排卵日前3日开始，若按小时计算，即在排卵前72小时、前24小时和排卵后24小时各进行一次，若在一个月经周期中未能受孕，可连续做几个周期。必要时可用药物诱导排卵和调整好排卵期，以提高受孕率。

说说什么是体外受精胚胎移植

还有一种情况是排卵正常、精液正常、子宫正常，可就是怀不上，这时候我们就要想：是不是精子、卵子没有相遇，输卵管不通呢？

输卵管为一对细长而弯曲的肌性管道，为卵子与精子结合场所及运送受精卵的通道，全长8~14cm。输卵管不通有的是选择性地做了输卵管的结扎手术，有的是炎症或其他原因导致的，当精子、卵子相遇的通道受阻，我们就需要畅通输卵管，这个过程需要的时间因人而异，可能一个月，可能两个月，也可能永远都不行，但这也不能阻挡我们，因为我们可以选择另一种辅助生殖技术：体外受精胚胎移植。

体外受精胚胎移植，就是我们平时说的"试管婴儿"。体外受精指把卵子和精子都拿到体外来，让它们在体外人工控制的环境中完成受精过程，然后把早期胚胎移植到女性的子宫中，在子宫中孕育成为孩子。利用体外受精技术产生的婴儿称为试管婴儿，这些孩子也是在妈妈的子宫内长成的。可以说，"试管婴儿技术"等同于"体外受精"。

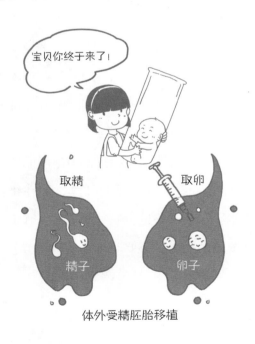

体外受精胚胎移植

一例成功的试管婴儿的过程主要有以下6个步骤。

促排卵治疗

由于不是每个卵子都能受精，也不是每个受精卵都能发育成有活力的胚胎，因此要从女性体内获得多个卵子，才能保证有可以移植的胚胎，这就需要对女性进行促排卵治疗。

取卵

医生在B超引导下应用特殊的取卵针经阴道穿刺成熟的卵泡，吸出卵子。取卵通常是在静脉麻醉下进行的，因此妇女并不会感到穿刺过程导致的痛苦。

体外受精

女性取卵时，男性同时进行取精。精液经过特殊的洗涤过程后，将精子和卵子放在特殊的培养基中，以期自然结合。这就是所谓的常规受精方式。

胚胎移植

受精后数日，应用一个很细的胚胎移植管，通过子宫颈将最好的胚胎移入母体子宫，根据年龄、胚胎质量和既往体外受精联合胚胎移植技术的结局，决定移植胚胎的个数，通常移植2~3个胚胎。近年来，为了降低多胎妊娠率，一些中心选择单胚胎移植，或最多移植2个胚胎。

由于胚胎移植管很细，医生动作轻柔，所以患者通常不会有任何痛苦。

黄体支持

由于应用了促性腺激素释放激素激动剂/拮抗剂和促排卵药物，以及取卵导致的卵泡颗粒细胞的丢失，妇女在取卵周期通常存在黄体功能不足，需要应用黄体酮等进行黄体支持。如果没有妊娠，停用黄体酮，等待月经来潮。如果妊娠了，则继续应用黄体酮，通常用至B超看到胎心后3周。

妊娠的确定

在胚胎移植后14日测定血清人绒毛膜促性腺激素，确定是否妊娠。在胚胎移植后21日再次测定血清人绒毛膜促性腺激素，以了解胚胎发育的情况。在胚胎移植后30日经阴道超声检查，确定是否宫内妊娠，有无胎心搏动。

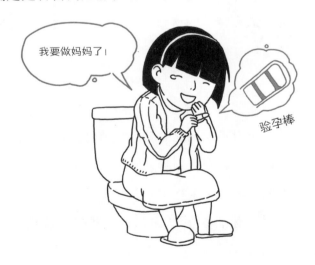

只要我们不放弃，不断地尝试，拥有健康的宝宝绝不会只是梦。

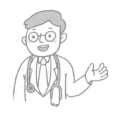

意外怀孕这件事，怎么可能简单"撤回"

"意外怀孕怎么办？XX医院帮助您……"

现在这种"无痛""保宫"的人流广告真是铺天盖地。很多女孩子竟然信以为真，以为无痛人流就是睡一觉那么简单，这样的想法真是太天真了！

人类繁衍这样的大事情，怎么可能这么简单能"撤回"。

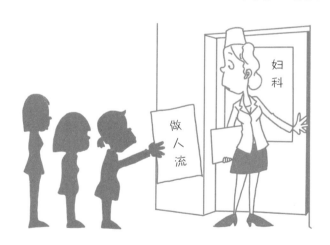

但现实就是，很多女孩子认为"保宫人流"不会影响生育，就把人流当作避孕失败的常规补救措施，重复多次人流、短期内再次人流……最后导致不孕到医院求医。

临床医生们都觉得心痛呢！

所以今天就要给女孩子们上人生重要的一课，让大家正确认识人流及其危害。

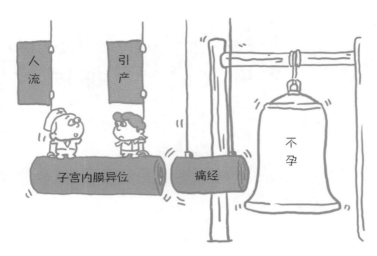

 细数一下人流的并发症

感染

人流后致病菌感染引起子宫内膜炎、宫腔粘连，上行感染引起输卵管、盆腔炎等，甚至出现发热、腹痛、恶心呕吐等急性感染症状。

子宫穿孔

人流导致子宫穿孔的病例也是存在的，特别是合并子宫极度前倾或后屈、瘢痕子宫、子宫畸形、子宫肌瘤、盆腔巨大包块等高危因素时，总之，流产次数越多，子宫穿孔的概率也就越大。

子宫内膜异位症

人流时使用负压吸引，强大的负压容易使子宫内膜通过输卵管扩散到腹腔，形成盆腔子宫内膜异位症；人流亦会损伤子宫基底层，形成子宫腺肌病，这些均可造成痛经、不孕等症状。

影响生育

人流就像是把孕育生命的土壤铲掉了，多次刨刮"土壤"，土地渐渐就不肥沃了，甚至没有土壤了，另外人流后致病菌引起输卵管炎、输卵管堵塞，把输送生命的道路也截断了，宫内受孕的概率大大地降低了，发生宫外孕的概率却升高了。

损伤卵巢

女性朋友们可能很困惑，人流还会导致卵巢的损伤吗？是的！因为女性怀孕后，身体的内分泌水平发生变化，但这种变化是有时间过渡的，人为的终止妊娠，体内分泌水平会急剧下降，身体没有一个缓慢的适应过程，这种隐性打击就容易导致卵巢早衰。

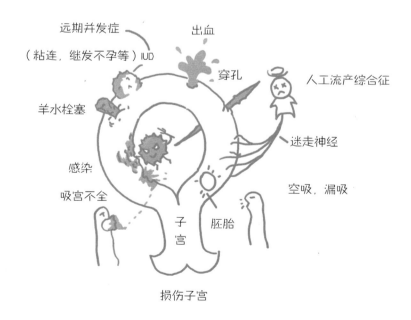

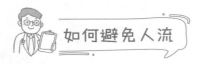

如何避免人流

现在知道人流的危害了吧？那么女性朋友们如何避免重复人流呢？当然是要有科学、高效的避孕方法。

短效口服避孕药

短效口服避孕药是由雌激素和孕激素配制而成的复方药物，通过抑制排卵、改变子宫内膜环境、改变宫颈黏液的性状、阻止精子穿透、抗着床等机制而达到避孕的目的。避孕有效率达99%以上，是一种适合健康育龄女性的常规避孕方式，方便快捷，不必担心男性伴侣的不配合，导致再次意外怀孕。另外，短效口服避孕药还能帮助女性调节月经周期，缓解经前综合征，降低总体癌症风险。

宫内节育器

适合已经生育、短期内无生育要求的女性，放置节育器后要注意每年B超复查节育器的位置，若出现月经淋漓不净、腹痛、腰酸等不适时，可能需要取出节育器。

全程使用避孕套

适合广大女性，需要男性伴侣的配合。

万一真的需要做人流，怎么办

当然就算做了防护措施也不能保障万无一失，当迫不得已要进行人流，如何减少术后并发症呢？

选择正规的医院

这点很重要，千万不要轻信漫天的人流广告而选择没有资质的私人诊所。

进行必要的术前检查

术前完善白带常规、血常规、凝血功能、彩超等检查，若有阴道炎症时，治愈后再行人流手术，减少发生感染的概率。

选择合适的流产方式

（1）一般5周左右，可以选择药物流产。

（2）6～7周药物流产出现残留的概率较大，可直接选择人工流产。

（3）若孕周大于8周，胚胎的胎盘、骨骼逐渐形成，直接人工流产风险增大，建议选择药物流产加清宫。

（4）当发生稽留流产时，机化的妊娠组织与宫腔发生一定程度的粘连，建议选择药物流产加清宫。

注意术后护理

注意休息，术后1个月内禁性生活。不宜食活血、寒凉性食物，保证优质蛋白质的摄入，尤其是应补充足够的铁质，以防贫血的发生。

术后中医调理名方

生化汤——桃仁、当归、川芎、干姜、甘草，有化瘀生新，温经止痛的功效，可用于产后子宫复旧不良、产后胎盘残留、人流后出血不止等。现代研究表明该方有促进子宫收缩、抗血栓形成、补血、抗炎及镇痛等作用。中药汤剂建议在医生的指导下服用。

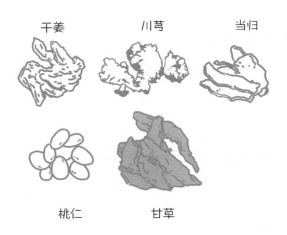

以上中药各10g，3碗水煎成1碗水，流产后连续服用5日。

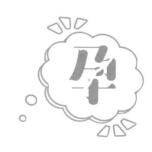

成就"好孕"的十个月

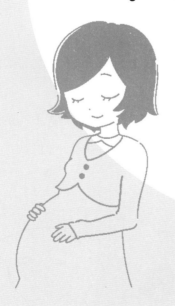

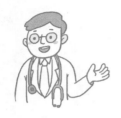

先兆流产，孕酮惹的祸

随着环境变化，人们生活节奏加快等因素的影响，孕期的妈妈容易出现各种小状况，需要面对更多的挑战。

不少女性朋友在怀孕初期可能出现以下症状。

少量阴道流血、阵发性下腹痛、腰骶酸痛，上述就是先兆流产的迹象。如果病情得不到控制，则可能发展成流产。这些都可能和孕酮的水平有关系。

 说说大家熟悉的孕酮

"大家好，现在让我给大家做个自我介绍，我是孕酮，相信有保胎经历的女性朋友对我都有所了解，例如'地屈孕酮片''黄体酮胶囊''黄体酮注射液'等，都是我不同的形态。许多安胎的宝妈可能都不同程度地补充了孕酮，你们知道我在妊娠的过程中起到怎样的作用吗？"

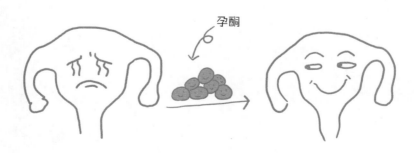

孕酮

💊 孕酮在怀孕中发挥的作用

子宫是受精卵着床的房间，高浓度孕酮可以阻止子宫收缩，也就是可以使得"房间"保持在相对安稳的状态。当孕酮分泌不足的时候，可引起妊娠蜕膜反应不良，影响了受精卵着床，则会导致流产。

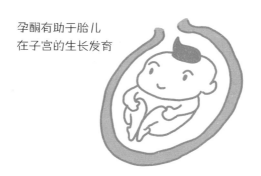

孕酮有助于胎儿
在子宫的生长发育

💊 孕酮的主要来源

一是由卵巢黄体产生，二是胎盘滋养细胞分泌。怀孕6～8周后卵巢黄体产生的孕酮逐渐减少，之后由胎盘产生孕酮替代，如果两者在衔接的过程中出现问题也容易导致流产。

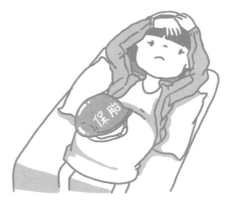

同一性伴侣连续3次或3次以上的自然流产则称之为复发性流产。有统计显示，复发性流产中23%~60%的病例存在黄体功能不全。

所以，孕酮在妊娠中的作用可不一般了。部分先兆流产朋友补充了孕酮之后能顺利地继续妊娠，生下健康的宝宝。

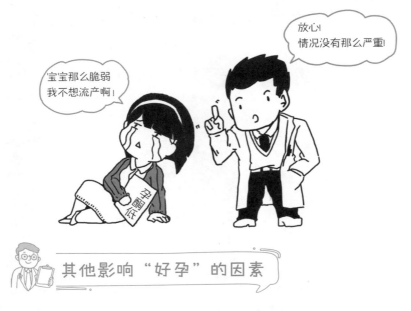

其他影响"好孕"的因素

部分女性朋友即使补充了孕酮还是流产了。难道流产都是孕酮低惹的祸吗？

其实并不然，导致流产的因素很多，主要可分为胚胎因素、母体因素、父亲因素及环境因素。

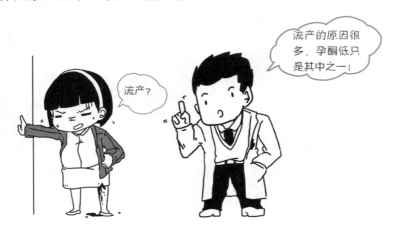

📑 胚胎因素

胚胎或胎儿染色体异常是自然流产最常见的原因，占50%~60%，也就是自然界优胜劣汰的一个过程，流产发生越早，胚胎染色体异常的频率越高。流产后的胚胎可选择送专业机构进行胚胎染色体检查来了解流产的原因。

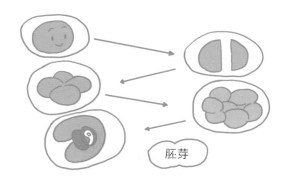

胚芽

📑 母体因素

① 全身性疾病

如严重感染、高热疾病、严重贫血或心力衰竭、血栓性疾病等，都有可能导致流产。即使暂时没有流产迹象，不适宜继续妊娠的，患者也应听从医生建议，必要时终止妊娠。

② 生殖器官异常

子宫畸形（如子宫发育不良、双子宫、双角子宫、单角子宫、纵隔子宫）、子宫肌瘤、宫腔粘连等，都可能影响胚胎着床而导致流产。宫颈重度裂伤、宫颈术后等有可能导致宫颈功能不全，亦可能导致流产。

③ 内分泌异常

除了黄体功能不全引起孕酮低之外，高泌乳素血症、多囊卵巢综合征等女性内分泌功能异常，以及甲状腺功能减退、糖尿病血糖控制不佳等，也可能是导致流产的因素。

④ 强烈应激与不良生活习惯

身体上的或心理上的不良刺激，过量吸烟、酗酒、过量饮咖啡等都有可能导致流产。

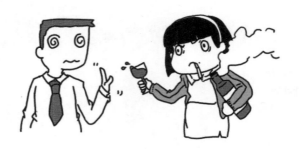

⑤ 免疫功能异常

包括自身免疫功能异常和同种免疫功能异常，如抗磷脂抗体、抗核抗体阳性等，通常经过检验方可发现。

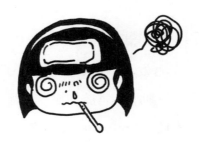

⑥ 父亲因素

精子的染色体异常可以导致自然流产。

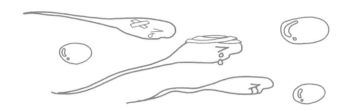

⑦ 环境因素

过多接触放射线和铅、甲醛、苯等化学物质，均可导致流产。

所以，孕酮不应该独自"背锅"的。

各位女性朋友在怀孕前应该到专科门诊进行产前检查，发生阴道流血、下腹疼痛等先兆流产症状时及时就诊，完善必要的相关检查。复发性流产的朋友也不必灰心，及早就诊，积极配合，早日圆梦。

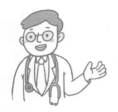

以下症状高能预警：
小心宫外孕

随着二孩政策开放，现在怀孕的女性越来越多，导致科室里除了准妈妈们多了以外，连宫外孕的患者也随之增多，作为妇科最为常见的一个急腹症，很有必要给大家科普一下宫外孕的知识。

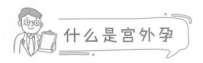

什么是宫外孕

受精卵在子宫体腔以外着床称为异位妊娠，习称宫外孕。异位妊娠根据受精卵在子宫体腔外种植部位不同而分为：①输卵管妊娠。②卵巢妊娠。③腹腔妊娠。④阔韧带妊娠。⑤宫颈妊娠。

输卵管妊娠占异位妊娠95%左右，其中壶腹部妊娠最多见，约占78%，其次为峡部、伞部妊娠，间质部妊娠较少见。在偶然情况下，可见输卵管同侧或双侧多胎妊娠，或宫内与宫外同时妊娠，尤其多见于辅助生殖技术和促排卵受孕者。

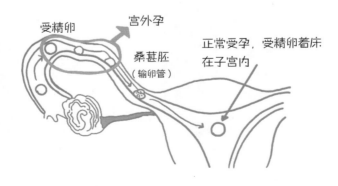

受精卵　　　宫外孕

桑葚胚
（输卵管）

正常受孕，受精卵着床
在子宫内

① 输卵管炎症

盆腔感染、性传播疾病、盆腔炎性疾病等慢性炎症导致输卵管结构和功能异常。

② 输卵管妊娠史或手术史

既往曾经做过输卵管妊娠保守性手术（即输卵管切开取胚术）、输卵管整形术、吻合术和输卵管结扎术后再通等。

③ 输卵管发育不良或功能异常

输卵管形态和功能的异常都会使宫外孕发生概率上升。

④ 辅助生殖技术

体外受精胚胎移植术后异位妊娠的发生率为2%~5%。为什么还能发生宫外孕？一是因为行体外受精胚胎移植术的患者多有发生宫外孕的高危因素；二是移植后的胚胎在宫腔内游走，要找到最合适的位置着床，在这段游走的过程中就有可能误入输卵管里了。特别是因为多个胚胎同时放置，有可能出现宫内、宫外同时怀孕的可能。

⑤ 避孕失败

宫内节育器避孕或口服紧急避孕药避孕失败后若怀孕，多为异位妊娠。紧急避孕药对输卵管蠕动有明显的抑制作用，有报道显示，因口服紧急避孕药避孕失败而怀孕的孕妇中有1/10为宫外孕。

⑥ 子宫内膜异位症

主要是与子宫内膜异位症引起的盆腔粘连有关。

⑦ 排卵异常和生殖道畸形

多见于卵巢妊娠、宫颈妊娠、瘢痕妊娠等。

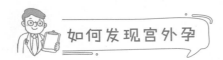

如何发现宫外孕

临床上，通常用"停经、腹痛、阴道出血"来描述典型的宫外孕临床表现。但在实际中，很多患者都没能及时就诊，这是为什么呢？

因为宫外孕的表现千变万化，有的患者将停经当成月经不调，有的将不规则的阴道出血当成是月经，直接忽略掉，有的人甚至将腹痛当成痛经，自己口服止痛药止痛，那就直接掩盖病情了，等到休克才来医院就诊就晚了。

那么怎样的症状患者应该重视呢？

① 停经

多有6~8周停经史，但输卵管间质部妊娠停经时间较长。还有20%~30%患者无停经史，把异位妊娠的不规则阴道流血误认为月经，或由于月经过期数日而不认为是停经。

② 腹痛

腹痛是输卵管妊娠的主要症状，占95%。输卵管妊娠发生流产或破裂之前，由于胚胎在输卵管内逐渐增大，常表现为一侧下腹部隐痛或酸胀痛。当发生输卵管妊娠流产或破裂时，突感一侧下腹部撕裂样疼痛，常伴有恶心、呕吐。若血液局限于病变区，主要表现为下腹部疼痛，当血液积聚于直肠子宫陷凹时，可出现肛门坠胀感。随着血液由下腹部流向全腹，疼痛可有下腹部向全腹扩散，血液刺激膈肌，可引起肩胛部放射性疼痛及胸部疼痛。

③ 阴道流血

占60%～80%。胚胎死亡后，常有不规则阴道流血，色暗红或深褐，量少呈点滴状，一般不超过月经量，少数患者阴道流血量较多，类似月经。阴道流血常常在病灶去除后方能停止。

④ 晕厥与休克

由于腹腔内出血及剧烈腹痛，轻者出现晕厥，严重者出现失血性休克。出血量越多越快，症状出现越迅速越严重，但与阴道出血量不成正比。

⑤ 腹部包块

输卵管妊娠流产或破裂时形成的血肿时间较久者，由于血液凝固并与周围组织或器官（如子宫、输卵管、卵巢、肠管或大网膜等）发生粘连形成包块，包块较大或位置较高者，腹部可扪及。

一旦出现上述情况，患者就应该警惕宫外孕的可能了，这个时候就一定要到医院进一步检查了。

临床如何确诊宫外孕

输卵管妊娠未发生流产或破裂时，临床表现不明显，与早孕、先兆流产不易鉴别，诊断较困难，需采用辅助检查方能确诊。

人绒毛膜促性腺激素测定

体内人绒毛膜促性腺激素水平较宫内妊娠低。连续测定血人绒毛膜促性腺激素，若倍增时间大于7日，异位妊娠可能性极大；倍增时间小于1.4日，异位妊娠可能性小。

孕酮测定

输卵管妊娠时，血清孕酮水平偏低，多数在 $10 \sim 25ng/mL$ 之间，如果孕酮值＞25ng/mL，异位妊娠概率＜1.5%，如果其值＜5ng/mL，应考虑宫内妊娠流产或异位妊娠。

B超检查

B超检查是必不可少的，它有助于明确异位妊娠部位和大小。阴道超声较腹部超声准确性高。异位妊娠的声像特点：宫内未探及妊娠囊，若宫旁探及异常低回声区，且见胚芽及心管搏动，诊断明确。若宫旁探及混合回声区，子宫直肠窝有液暗区，虽未见胚芽及心管搏动，应高度怀疑异位妊娠。由于子宫内有时可见到假妊娠囊（蜕膜管型与血液形成），应注意鉴别，以免误诊为宫内妊娠。

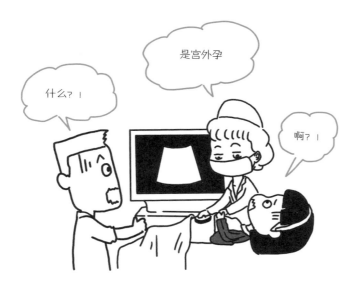

当血HCG＞2000IU/L、阴道超声未见宫内妊娠囊时，异位妊娠可能性大。

腹腔镜检查

诊断异位妊娠的"金标准"。可以在确诊的同时行镜下手术治疗。

阴道后穹隆穿刺

适用于疑有腹腔内出血的患者。

诊断性刮宫

适用于不能存活宫内妊娠的鉴别诊断和超声检查不能确定妊娠部位者。将宫腔排出物或刮出物做病理检查，若切片中仅见蜕膜未见绒毛，有助于诊断异位妊娠。

确诊后如何治疗

药物治疗

适用于早期输卵管妊娠、要求保存生育能力的年轻患者。

① 适应证

①无药物治疗的禁忌证。②输卵管妊娠未发生破裂。③妊娠囊直径≤4cm。④血HCG＜2000IU/L。⑤无明显腹腔内出血。

② 全身用药

甲氨蝶呤、米非司酮、中药。治疗期间，应定期复查B超及血HCG，如病情无改善，或发生急性腹痛或输卵管破裂症状，需急诊手术治疗。

③ 局部用药

在超声引导下穿刺或在腹腔镜下将甲氨蝶呤直接注入输卵管的妊娠囊内。

🧴 手术治疗

分为保守手术和根治手术。保守手术为保留患侧输卵管，根治手术为切除患侧输卵管。

① 适应证

①生命体征不稳定或有腹腔内出血征象者。②诊断不明确者。③异位妊娠有进展者（如血HCG＞3000IU/L或持续升高、有胎心搏动、附件区大包块等）。④随诊不可靠者。⑤药物治疗禁忌证或无效者。

② 保守手术

适用于有生育要求的年轻妇女，特别是对侧输卵管已切除或有明显病变者。输卵管妊娠行保守治疗后，有持续性异位妊娠可能，术后应严密监测血HCG。

③ 根治手术

适用于无生育要求的输卵管妊娠、内出血、并发休克的急症患者。应在积极纠正休克同时，积极手术治疗。

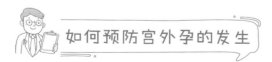

如何预防宫外孕的发生

减少不洁性生活，杜绝多个性伴侣的情况，性生活前后注意清洁卫生，防止性传播疾病的发生；积极治疗阴道炎、盆腔炎；

采取有效的避孕措施，避免宫腔操作史，例如人流、清宫等。迄今为止，没有一种100%有效的方法能预防宫外孕，但我们可以做到早期发现早期治疗，防患于未然，争取把宫外孕扼杀在萌芽之中，减少悲剧的发生。

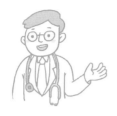

我家"娘娘"害喜重

"禀告皇上，娘娘又'害喜'了。"

"唉……爱妃自从怀孕之后，口味都变怪了，平时最喜欢吃的桂花糕现在看着都想吐。快宣太医。"

"喳……"

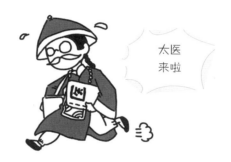

太医来啦

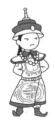

太医，你可来了。爱妃现在是吃不得，更是闻不得，连喝个白开水都吐。你说爱妃是不是看朕国事繁忙，许久没去看她，所以故意引起朕的注意？

回禀皇上，或许不是娘娘矫情。娘娘现在正遭受着'妊娠恶阻'的折磨呢。

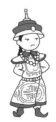

快给朕详细道来。

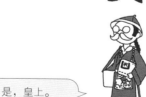

是，皇上。

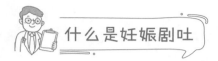 **什么是妊娠剧吐**

通常在停经6周左右出现缺乏食欲、喜食酸物、厌恶油腻、恶心、晨吐等反应，这些都是正常早孕反应，多数停经12周左右自行消失，大多数孕妇可以平稳度过这段时期。

可是有0.5%~2%遭受"妊娠剧吐"（中医称之为'妊娠恶阻'）的孕妇就没有那么幸运了，在怀孕5~10周频繁恶心呕吐，严重的时候不能进食，体重较怀孕前减轻≥5%，出现上述情况的孕妇是需要治疗的。

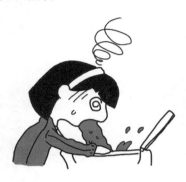

 为什么会妊娠剧吐

西医一般认为妊娠剧吐和HCG水平上升有关。60%的妊娠剧吐患者可伴发短暂的甲状腺功能亢进，呕吐的严重程度与游离甲状腺激素显著相关。精神过度紧张、焦虑，生活环境和经济状况较差的孕妇易发生妊娠剧吐。

中医上，妊娠恶阻分为脾胃虚弱证和肝胃不和证。前者常表现为恶心呕吐不食，严重者食入即吐，口淡，呕吐清水，头晕乏力，腹胀；后者则常表现为恶心，呕吐酸水或苦水，厌恶油腻，口干口苦，头胀而晕。

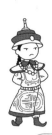

原来爱妃并不是在矫情啊。我看母后怀皇弟的时候总是胃口很好，半夜都传御膳房。太医，你来说说为什么爱妃会'害喜'重呢？

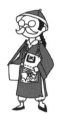

回皇上。西医一般认为妊娠剧吐和HCG水平上升有关。60%的妊娠剧吐患者可伴发短暂的甲状腺功能亢进，呕吐的严重程度与游离甲状腺激素显著相关。精神过度紧张、焦虑，生活环境和经济状况较差的孕妇易发生妊娠剧吐。
中医上，妊娠恶阻分为脾胃虚弱证和肝胃不和证。前者常表现为恶心呕吐不食，严重者食入即吐，口淡，呕吐清水，头晕乏力，腹胀；后者则常表现为恶心，呕吐酸水或苦水，厌恶油腻，口干口苦，头胀而晕。

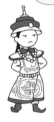

爱卿不愧是太医院的高才生，学贯中西。对于娘娘'害喜'重，你可有办法？

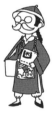

回皇上，食君之禄，担君之忧。办法，臣是有的。

 缓解孕吐小招数

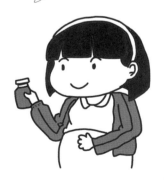

远离刺激性气味

刺激性气味可能会引发孕妇的不适感，远离刺激性气味对减轻妊娠剧吐具有一定的作用。

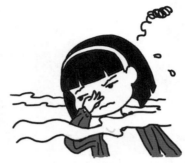

远离刺激性气味

清淡饮食，避免油腻

饮食不当会增加胃肠道的压力，从而加重孕吐。孕吐明显的应该先清淡饮食，少量多餐，进食容易消化的食物，等待孕吐减轻后再逐步恢复正常饮食。

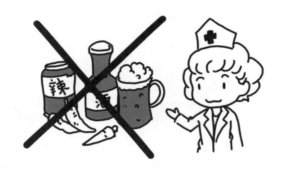

舒缓压力，保持心情愉快

自我调节情绪，通过听音乐、看书等转移注意力，家人适当的关怀对缓解孕吐也是具有一定作用的。

 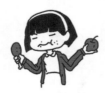 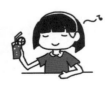

适当运动　　　　合理饮食　　　　休息充足　　　　心情舒畅放松

生姜片泡水温服

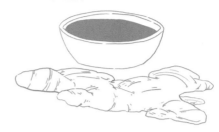

生姜片泡水温服

中医认为，生姜具有温中止呕的功效，生姜片泡服或含服对缓解孕吐具有很好的效果。饮用生姜水也应少量，分多次服用，减少对胃肠道的刺激。

另外，妊娠剧吐严重时会导致电解质的失衡，各种维生素等物质的缺失，严重时影响胎儿的正常发育，甚至有流产的可能。其中维生素B_1缺乏可导致韦尼克综合征，维生素K缺乏可导致出血等。所以，出现妊娠剧吐症状的宝妈要及时到医院就诊。

孕妇到医院后应该配合医生完善相关检查，如血常规、电解质、尿液、心电图等。根据具体情况，入院后可能需禁食2～3日，在禁食期间给予补液、营养支持治疗，等精神好转，略有食欲后，再逐步改半流质饮食，以清淡、易消化的食物为主，避免油腻及刺激性食物，少吃多餐，避免过饱。

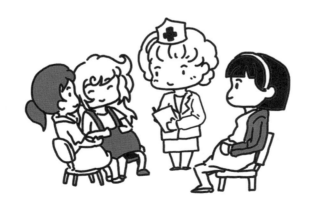

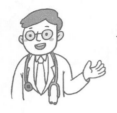

教你破解孕期各种不适

　　孕期十个月是和平时完全不一样的十个月，为了肚子里的宝宝健康聪明，许多孕妈妈遇到不舒服都不知道怎么办，不敢乱用药，只能咬咬牙忍着。

　　以为怀孕十个月是女王般的待遇。

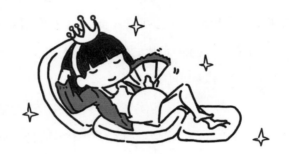

　　其实却被孕期各种不适困扰着。

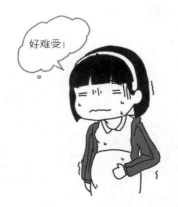

好难受！

　　医生每天都会面对许许多多的孕妇提出的各种问题，现在将常见问题和大家详细说说，祝各位孕妈妈"好孕十个月"。

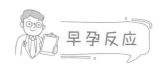
早孕反应

孕早期（停经6周左右）。

原因

孕妇体内人绒毛膜促性腺激素（HCG）增多，胃酸分泌减少及胃排空时间延长，导致头晕、乏力、食欲不振、喜酸食物或厌恶油腻、恶心、晨起呕吐等一系列反应。

这些症状一般不需特殊处理，妊娠12周后随着体内HCG水平的下降，症状多自然消失，食欲恢复正常。

解决方法

（1）保持心情轻松愉快。孕吐只不过是机体自我保护的一种本能反应，如果处理得当，是可以尽可能减少的，不会对胎儿产生不利影响。

（2）合理调配饮食，孕妇的饮食应以营养、清淡可口、容易消化为原则。

（3）适量运动对减轻孕吐也有一定的帮助，孕妇千万不要因为恶心呕吐就整日卧床。

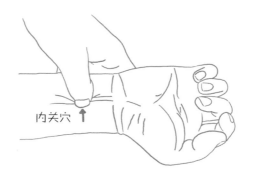

内关穴

（4）呕吐时可用中指压内关穴（在掌面腕横纹上

二寸，两筋之间）止呕。压时有酸胀感说明按准了穴位，2分钟后恶心呕吐可缓解。

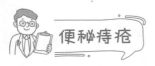

便秘痔疮

原因

孕妇肠蠕动和肠张力减弱，增大的子宫和胎先露压迫肠道下段。由于便秘时孕妇上厕所的时间延长，用力过度等，使直肠的静脉增大，因此很容易引起痔疮，俗话说"十孕九痔"。

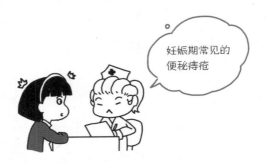

妊娠期常见的便秘痔疮

解决方法

（1）养成良好的生活习惯，每日清晨饮一杯温开水。

（2）多吃易消化、含纤维素多的全麦面包、燕麦，新鲜蔬菜和水果，如红薯、玉米、葡萄、香蕉、奇异果等，也可以适当吃一些油脂丰富的食物，比如芝麻、生核桃等，帮助润肠通便。

（3）进行适当的运动，按时排便。必要时使用缓泻剂，如开塞露、甘油栓润滑通便。禁用峻泄剂，不应灌肠，以免引起流产或早产。

（4）出现痔疮时切记少吃辛辣刺激性食物，严重时可以进行温水浴或遵医嘱使用不影响胎儿的痔疮软膏。如有出血应及时到医院就诊。

注意日常饮食
预防痔疮和便秘

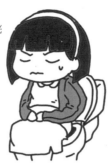

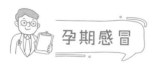

原因

妊娠期间抵抗力减弱，身体容易疲劳，所以更易导致感冒。因为妊娠期的特殊性，原本常见的感冒也会让孕妇感觉如临大敌，担心感冒对胎儿有影响却也不敢轻易吃药。

解决方法

① 葱豉汤

连须葱头3个，淡豆豉10g，生姜3小片，水300mL，煮5分钟，温热服用，服后喝半碗温热粥水，加被子出汗。（适用于感冒初期，解表发汗通阳）

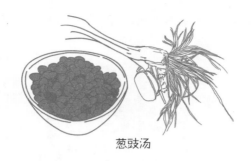

葱豉汤

2 生活护理

①用盐水漱口，再喝半杯白开水，不但可预防感冒，对口腔卫生也有好处。②尽量少去人多空气不流通的场所，远离感冒人群。③室内要经常通风。④平时加强锻炼身体，常晒太阳，起居生活有规律。⑤多吃蔬菜水果，补充维生素C。

3 及时就诊

如果病情到了比较严重的程度需要服药，一定要在医生指导下进行。

 下肢肌肉痉挛（抽筋）

下肢肌肉痉挛多见于孕中晚期。

原因

（1）缺钙（钙磷比例失衡）。

（2）劳累、足部受寒。

（3）站立时间过久。

（4）下肢血液循环不畅。肌肉痉挛多发生于小腿腓肠肌，常夜间发作，多能迅速缓解。

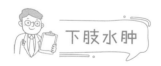 解决方法

（1）应及时补充钙剂，根据孕妇的情况调整口服钙的剂型和剂量，可每天补充600～1200mg的钙剂。平时可以适当进食牛奶、坚果，适当晒太阳和补充维生素D帮助钙的吸收。

（2）适当的下肢运动。平时或者睡前适当活动腿部，特别是容易抽筋的小腿肌肉，促进循环，可以减少和预防抽筋。

（3）下肢保暖。日间少穿短裤短裙、夜间睡觉注意脚部保暖。

（4）避免过度劳累、久站久行。睡前可以温水泡脚，轻轻按摩脚促进血液循环。

下肢水肿

孕晚期常有踝部、小腿下半部轻度水肿，休息后消退，属生理现象。

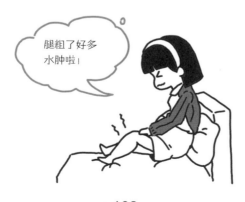

原因

主要是由于妊娠子宫增大，压迫静脉，造成下肢静脉回流受阻。

解决方法

（1）睡眠取左侧卧位，下肢垫高15度能使下肢静脉回流改善，水肿减轻。

（2）饮食上忌口，吃得清淡些，减少盐的摄入量。

（3）羊水不少的情况下可以间断喝冬瓜汤和鲫鱼汤利尿消肿。

如下肢水肿明显，休息后不能消退，应考虑妊娠合并肾病、低蛋白血症等，应及时就诊。

原因

以缺铁性贫血最常见，孕中晚期对铁的需求量增多，补充不足导致贫血。

解决方法

（1）可在孕4～5个月开始补充铁剂及补充维生素C促进铁的吸收。

（2）可适当多食用含铁高的食物，如樱桃、菠菜、瘦猪肉、动物肝脏及血（猪红、猪肝等）、蛋类等。

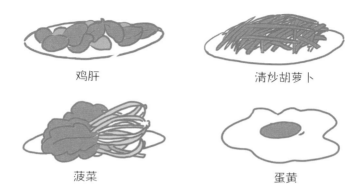

鸡肝

清炒胡萝卜

菠菜

蛋黄

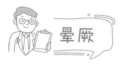

原因

部分孕妇孕期会出现晕厥，体位突然改变引起血压下降或者血糖降低会出现昏晕。部分人表现为头晕、恶心、呕吐、脸色苍白、出冷汗、血压下降等。

解决方法

（1）孕妇尽量不要站立太久。如果突然感到晕厥，要坐下来，并把头放在两膝之间，过一会儿就会好转。

（2）在洗完热水盆浴后，起身动作要慢。

（3）避免长时间不进食，这样会引起低血糖。

（4）避免到人群密集、不透气的地方。

（5）清醒后饮少量温开水或糖水。

（6）避免长时间的仰卧位姿势。出现仰卧位低血压、头晕、胸闷等，孕妇应改侧卧位，低血压症状即减轻或消失，血压即恢复正常。

 皮肤过敏、瘙痒

原因

　　孕期因为有妊娠纹的出现、代谢旺盛、胆汁淤积、皮肤过敏及分泌物增加等原因，常常导致孕妇皮肤瘙痒。其中因为胆汁淤积而导致的皮肤瘙痒，必须重视，这对胎儿影响很大。

解决方法

　　（1）孕妇如果在孕中晚期出现皮肤瘙痒的情况要注意及时到医院诊治，排除胆汁淤积导致的可能，保证妈妈和宝宝的健康。

　　（2）皮肤保湿。洗澡、洗脸后涂上润肤乳，天气干燥时打开加湿器。

　　（3）排除过敏原。孕期比平时更容易过敏。注意身边过敏原：新装修的房子、新衣服、虾蟹、蛋白、花粉、粉尘等。

　　（4）补充维生素C、钙剂。清淡饮食，忌辛辣。补水。

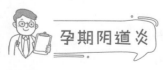 **孕期阴道炎**

原因

　　30%的孕妇孕期会发生阴道炎。孕妇由于孕期激素水平的变化，导致阴道的酸碱度也产生相应的变化，患上阴道炎的概率更高，并且反复发作。一般主要分为霉菌性阴道炎、滴虫性阴道炎、细菌性阴道炎。孕期阴道炎给孕妇带来了很多烦恼，很多孕妇担心孕期阴道炎会影响到胎儿的健康。

解决方法

（1）孕期应注意个人卫生，保持外阴清洁，穿透气棉质内裤，如有阴道分泌物增多、外阴瘙痒伴疼痛和红肿症状，应及时就医。

（2）内裤每日烫煮或太阳曝晒，避免重复感染。同房前后都要清洗干净。炎症期间，严禁性生活，忌辛辣刺激食物。

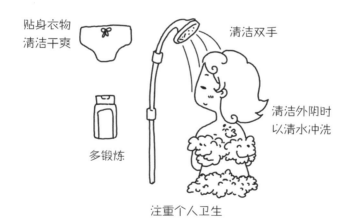

贴身衣物
清洁干爽

清洁双手

多锻炼

清洁外阴时
以清水冲洗

注重个人卫生

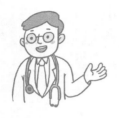

孕期产检记

想要让宝宝赢在起跑线，孕前检查还不够。经过几个月的掐算排卵期，终于怀上，以为就万事大吉了，结果发现才刚刚起步，后面的路还长着呢。

这里和大家分享一位新手妈妈顺利度过十个月孕期的笔记。

各位好孕妈妈们，我们准备出发咯！"好孕列车"起动。

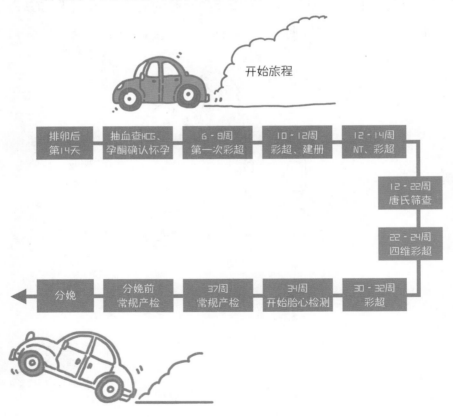

开始旅程

| 排卵后第14天 | 抽血查HCG、孕酮确认怀孕 | 6-8周第一次彩超 | 10-12周彩超、建册 | 12-14周NT、彩超 |

12-22周 唐氏筛查

22-24周 四维彩超

| 分娩 | 分娩前常规产检 | 37周常规产检 | 34周开始胎心检测 | 30-32周彩超 |

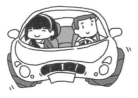

排卵后第14天

第一站：排卵后第14日，当我拿着红艳艳的验孕棒时，我知道我"中奖"了，我既开心又紧张。马上拨通医生的电话，请教该怎么办。

第二站：在先生陪同下，见到了医生，我真想好好地拥抱她，就是在她的指导下，我才在排卵期的最佳时间怀上了肚子里的宝宝。

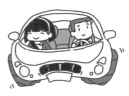

抽血查HCG、孕酮确认怀孕

医生询问了一下情况，让我抽血查HCG、孕酮、雌二醇，确定了我怀孕，各项指标一切正常。她详细地交代了我各项注意事项，预约了半个月后彩超检查。

秘诀一：①12周内禁止性生活。②叶酸片0.4mg口服，每日1次（口服至孕12周）。③腹痛、阴道流血等病情变化随时复诊。④放松心情，避免劳累，保持大便通畅。⑤遵医嘱定期复查HCG、孕酮、雌二醇，择期复查彩超，9~10周复查彩超，办理计划生育证明、建册。⑥注意饮食卫生，生冷、冰冻、煎炸、辛辣、刺激的东西少吃。

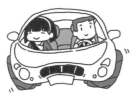

6~8周
第一次彩超

第三站：半个月后回医院做彩超，（可选腹部彩超或者阴道彩超），可见4mm的胚芽，可见原始心管搏动，原来真的有个黄豆大的小生命在我肚子里了。

第四站：孕10周再次回来彩超，一切正常，这时候宝宝身长已经有35mm了，建册（带计划生育证明）和预约NT彩超（宝宝第一次畸形筛查）。

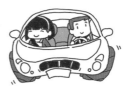

10~11周
彩超、建册

秘诀二：根据末次月经计算预产期，月份＋9或者－3，日期＋7（例如2017年4月5日末次月经，预产期就是2018年1月12日，或者根据B超大小，医生纠正预产期）。

第五站：我家萌宝3个月啦（我和先生取的小名），NT彩超正常（NT：宝宝颈后皮肤层厚度，正常2.5mm以内，提示宝宝畸形率低）。

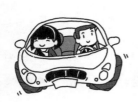

12～14周
NT、彩超

秘诀三：很多人NT彩超提示胎盘下缘接近宫颈内口都很担心。早孕子宫小，许多人的彩超都提示胎盘低，随着孕周增大，一般胎盘跟着往上长，绝大部分人22～24周四维彩超时胎盘下缘距离宫颈口大于2cm。许多人会问需要多卧床吗？多吃什么东西更好？胎盘的生长和饮食还有动作没关系，就是慢慢随着子宫增大往上拉升的过程，需要注意禁止同房、避免剧烈运动、避免过度劳累和碰撞摔倒等即可。异常出血随时就诊。

NT彩超正常，就可以空腹抽血了，第一次抽血项目较多，是为了评估孕妈妈的基本情况（血常规+血型，尿常规、肝肾功能、乙肝、丙肝、梅毒、艾滋、产前四项、甲功三项、地贫筛查、葡萄糖－6－磷酸脱氢酶、微量元素、唐氏一期筛查、心电图、白带常规等）。

预约22～24周的四维彩超。

一周后看结果，一切正常，录入资料，医生从肚皮上通过多普勒胎心仪听胎心，虽然声音没有别的大月份宝宝响亮，可是我已经很开心了，越来越感受到萌宝的存在。

医生帮我约了一次孕中期的营养门诊，我和先生很认真地做着笔记，记录一切该吃与不该吃的东西。

第六站：12～28周1个月1次产检，28～36周半个月1次产检，37周后每周1次产检。需要空腹产检的时间分别是：12周的第一次抽血，24周的糖尿病筛查、37周的产检，别的检查不需要空腹。

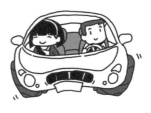

12～22周
唐氏筛查

医生帮我约了16～18周的中期唐氏筛查和无创胎儿DNA产前检查。并叮嘱我开始补钙，孕期补钙量为600～1200mg/日。还告诉我16～18周能感觉得到胎动。我是17周第二天感觉到的，无意中觉得肚子里有个东西翻了个身，我开心得不要不要的。

第七站：顺利走过萌宝最重要的一次排畸检查——四维彩超。

在彩超单上看着萌宝的脸，比起许多人，我们算是相当清晰的了，我都听朋友说宝宝位置不好，需要爬楼梯做好几次的，我们萌宝赏脸，一次通过。（单上写了一堆密密麻麻的

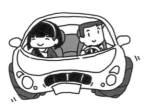

22～24周
四维彩超

字，反正最后结论是正常，而且原来胎盘低的也长上去了）

第八站：24～28周糖尿病筛查，据说又是很重要的一个检查，医生说估计现在的人营养过剩，妊娠期患糖尿病的很多。

秘诀四：前一天晚上10点后禁食，当天早上八点半空腹到达医院。①空腹抽血、验尿。②5分钟喝完75克糖水（很甜，建议慢慢喝）。③喝糖水后1小时抽血1次，2小时抽血1次，这个过程不吃别的东西，测量身体代谢糖的能力。结果：空腹<5.1mmol/L，

1小时＜10mmol/L，2小时＜8.5mmol/L。

每个孕妈在24~28周间都会做个孕检项目
叫糖尿病筛查，简称糖筛
要和发音相同的"唐筛"（唐氏筛查）区别开来

糖筛（24~28周）查血糖

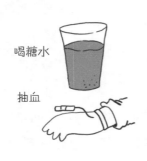

喝糖水

抽血

唐筛(15~20周)排畸形

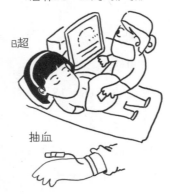

B超

抽血

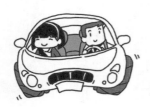

30~32周
彩超

第九站：30周血常规检查、彩超检查。
这次产检医生告诉我要开始左侧卧位了，教我数胎动。听助产士门诊的课，学习顺产的相关知识。

秘诀五：28周以后进入晚孕期，子宫越来越大，子宫有生理性的右旋，左侧卧位可减轻子宫的右旋情况，改善子宫胎盘的血流情况，保证宝宝宫内的血氧供给。

秘诀六：自数胎动。16~18周开始能感觉胎动，一般要求孕妈妈30周后开始自数胎动，5~10分钟内的连续胎动算1次，一般1小时3~10次。每日差不多时间段数，胎动明显增多1倍或者减少1半，再数1小时胎动还不正常，建议医院就诊。

秘诀七：资深的助产士会指导晚孕饮食控制，晚孕运动，了解顺产的过程，练习拉玛泽呼吸减痛法分娩，及无痛分娩等相关讯息。

第十站：34周开始行胎心监测。是监测孕妈妈宫缩、宝宝胎心胎动变化的曲线图。是评估胎儿在胎动和宫缩时胎心的变化情况，推测宝宝有无缺氧。

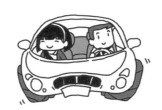

34周
开始胎心检测

没有明显缺钙的抽筋症状，一般补钙到30~34周结束，哺乳期接着补钙至停母乳。

秘诀八：一般选取宝宝胎动活跃的时间检查，上午、下午、饭后等，有的孕妈妈饿着肚子，或者选择宝宝平时就是睡觉的时间点做，一般都不理想，需要多次复查。

第十一站：终于到了37周，是随时可以"卸货"的周数。

跟着医生的指导一步步走来，所有检查都一次通过，我实在是太幸运了。37周的产检有彩超、抽血、胎心监测（评估萌宝各方面情况，估计体重，是否具备顺产前提。忘了说我在35周产检

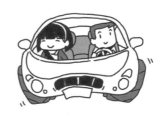

37周
产检

时就是头位浅入盆，那时有点激动，还怕自己早产呢）。

秘诀九：临产征兆：①见红；②破水；③下腹阵发性疼痛。遇到这样的情况，还有胎动异常就要随时去医院哦。

第十二站：保持每周产检直到分娩，医生会根据情况，需要

剖宫产的近39周适时剖宫产结束妊娠，具备顺产条件，没有指征催产（例如羊水过少、妊娠期糖尿病）的41周住院评估情况结束分娩。

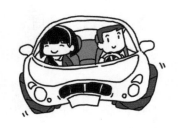

分娩前按时产检

献给想和我一样想顺顺利利产检、分娩的妈妈们。

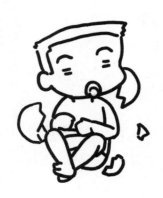

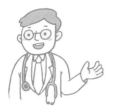

唐氏筛查VS无创产前检查VS羊水穿刺

随着二孩政策的开放，高龄孕妇越来越多，女性超过35岁妊娠，胎儿畸形的发生率也明显增加，所以，多次强调孕期产检不能忽视。

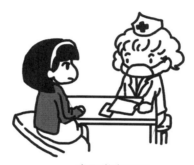

一定要遵守医嘱

在妇产科门诊，经常听见准妈妈们唠叨："哎，又抽这么多血，我生第一胎时也没有做了那么多检查，都没什么事，生出来都是好好的。"

其实，医生都希望每个孕妇及腹中的胎儿都是健健康康的，每当出现异常情况需要放弃胎儿时，医生跟家属的心情都一样难受。

怀孕的最佳年龄是多少岁

女性最佳生育年龄在23～30岁，男性最佳生育年龄在30～35岁。

随着年龄的增加，精子卵子的质量逐渐下降，一些遗传疾病发生的概率随之增加。生出不健康的宝宝，也会给家庭带来沉重的负担。

虽然说，因为医学水平有限，产检还不能百分之百查出异常胎儿，但是通过产检能大大降低新生儿出生缺陷率。其实，孕期产检总共13次，每个孕周都有相应的检查项目。

孕中期的唐氏筛查、无创产前检查和羊水穿刺如何选择，这也是很多孕妇纠结的问题。唐氏筛查、无创产前检查、羊水穿刺这三种技术最原始的目的都是针对先天愚型（又称唐氏儿、21-三体综合征），也就是先天性智力缺陷。

（1）现在的唐氏筛查可以筛查21-三体、18-三体、开放性神经管缺陷的风险。

（2）无创产前检查可以筛查21-三体、18-三体、13-三体的风险，但不能筛查开放性神经管缺陷。

无创DNA检测的六大优势

①无创：只需采集5mL孕妇外围静脉血

②安全：避免幼儿宫内感染至流产（不用羊水穿刺）

③早期：9孕周即可检测，最佳检测周期为12-24孕周

④便捷：一次检查一步到位，不用再做羊水穿刺

⑤准确：检出率高达99%，准确率达到99.7%

⑥私密：保证对受检者的所有信息保密

（3）羊水穿刺能检测所有的染色体数目异常和大片段的染色体结构异常，是目前胎儿染色体疾病产前诊断的"金标准"。

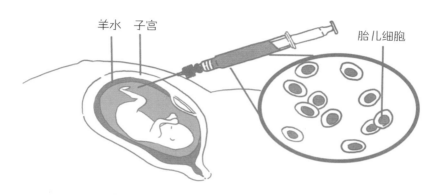

表9　唐氏筛查、无创产前检查和羊水穿刺具体内容

	唐氏筛查	无创产前筛查	羊水穿刺
适用孕周	Ⅰ期唐筛：9～13周+6天 Ⅱ期唐筛：15～20周+6天	12～26周	16～22周+6天
检测样本	孕妇外周血	孕妇外周血	羊水
唐氏儿检测率	85%～95%	99%	100%
费用	低	高	高

如上所述，唐氏筛查和无创产前检查是筛查技术，而羊水穿刺是诊断技术。只有筛查异常，或者有适应证的时候，才须行羊水穿刺，进行产前诊断。

在正常情况下，如果早中孕整合筛查（即Ⅰ、Ⅱ期唐氏联合筛查）为低风险，无须再行无创产前筛查。若唐氏筛查为高风险，需进行无创产前筛查。若无创产前筛查阳性，就必须行羊水穿刺了。还有些适应证需直接行羊水穿刺。

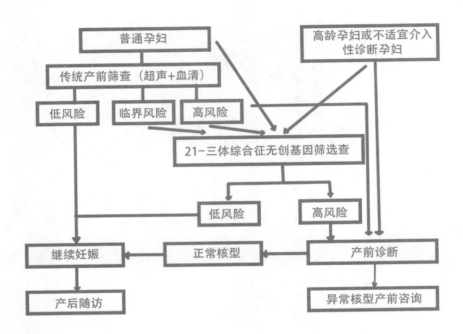

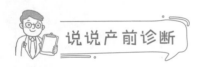
说说产前诊断

产前诊断不同于产前检查，产前检查是每个孕妇都必须做的，产前诊断则是存在致畸高危因素的情况下才做。

一般认为，如孕妇有下列情况之一者应进行产前诊断。

（1）35岁以上的孕妇。

（2）已生过染色体异常儿，包括先天愚型儿的孕妇。

（3）夫妻任何一方为染色体畸变携带者。

（4）已生过一胎畸形儿的孕妇。

（5）有习惯性流产史、早产、死胎、死产的孕妇。

（6）家族中有先天性遗传疾病史的孕妇。

（7）近亲婚配的夫妇。

（8）已生过代谢性疾病患儿的孕妇。很多代谢性病是由于基因突变，使某种酶或结构蛋白缺失，引起代谢抑制或某中间产物积聚致病。生过患代谢性疾病（如苯丙酮尿症、白化病等）患儿的孕妇，如再次怀孕，生同样病儿的概率约为25%。

（9）孕妇本人患某种疾病，如糖尿病、癫痫、甲状腺功能亢进症、肾炎、自身免疫性疾病、精神分裂症等。

（10）怀孕前3个月内有接触致畸因素者，包括：

怀孕前3个月内有病毒感染史的孕妇。如孕妇在孕早期受风疹、流感、带状疱疹、巨细胞病毒等病毒感染，可能使胎儿发生先天性心脏病、耳聋、白内障、肝脾肿大、唇裂等。因此，有这种情况的孕妇，也应做产前诊断。

怀孕前3个月用过致畸药物的产妇。孕早期，如果孕妇长时间、大剂量服用可的松、己烯雌酚等激素类药或其他药物，如苯海拉明、马来酸氯苯那敏（扑尔敏）等，大约有20%的胎儿可发生畸形，做产前诊断是优生的一个必要措施。

接触猫狗、有弓形虫感染者；孕早期接触过放射性或化学诱变剂等有害物质的孕妇；嗜酒吸烟者；在缺碘地区或患甲状

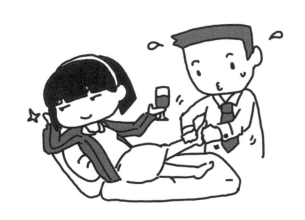

腺疾病者；精神受重大刺激者。

　　凡有上述情况的妇女，生育遗传性疾病和先天性疾病患儿的风险明显增高，故需主动配合医生，进行产前诊断，以防止生出严重患病儿。当然，还要根据临床医生的检查和孕妇自身的情况来决定是否做产前诊断，达到优生的最终目标。为了家庭的幸福和孩子的健康，请认真做好产前诊断。

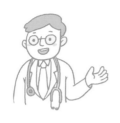

吃出来的孕期健康

有部分孕妈认为：平时为了保持身材，这个不敢吃、那个不敢吃，怀孕就不一样了，反正要变胖，不如就趁着这个机会多吃一点！

虽然孕期的体重会有所增长，但是并不意味着孕妈们可以任性地吃吃喝喝，如果饮食不当，很可能会给宝宝的健康发育带来很大的影响。

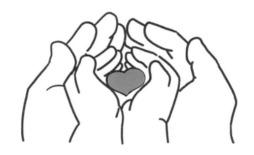

下面这张十个月的主打营养素送给各位准妈妈们。

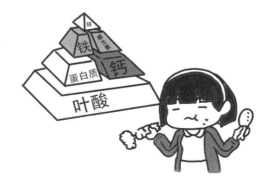

表10　孕期各时间段所需营养素

月份	主打营养素	作用	来源
怀孕第1个月	叶酸	防止胎儿神经器官缺陷、贫血、早产	面包、面条、白米和面粉等谷类食物，以及牛肝、菠菜、芦笋、豆类、苹果、柑橘、橙子等。除了食补之外，还可以口服叶酸片来保证每日所需的叶酸
怀孕第2个月	维生素C、维生素B$_6$	缓解牙龈出血、抑制妊娠呕吐	维生素C来源于新鲜的水果蔬菜：青椒、菜花、白菜、番茄、黄瓜、菠菜、柠檬、草莓、苹果等。富含维生素B$_6$：香蕉、马铃薯、黄豆、胡萝卜、核桃、花生、菠菜等植物性食品。动物性食品中以瘦猪肉、鸡肉、鸡蛋、鱼等含量较多
怀孕第3个月	镁、维生素A	镁促进胎儿肌肉、骨骼的正常发育。维生素A促进胎儿皮肤、胃肠道和肺部的健康	镁：绿叶蔬菜、坚果、大豆、南瓜、葵花籽和全麦食品中都有。维生素A：甘薯、南瓜、菠菜、芒果都含有大量的维生素A
怀孕第4个月	锌	锌促进胎儿的脑、心脏等重要器官发育，缺锌会造成准妈妈食欲减退，影响消化和吸收功能	生蚝、牡蛎、动物肝脏、鱼类、蛋黄、芝麻、赤贝等，尤其在生蚝中含量尤其丰富。但是补锌也不宜过量，每天不宜超过45mg

（续表）

月份	主打营养素	作用	来源
怀孕第5个月	维生素D、钙	促进胎宝宝骨骼和牙齿的发育	奶制品是准妈妈每天必不可少的补钙饮品。含钙食品：豆腐、鸡蛋、虾、鱼类、海带等。另外，准妈妈应每天服用钙剂。维生素D可以促进钙的有效吸收，晒太阳也能让身体产生维生素D
怀孕第6个月	铁	防止缺铁性贫血	含铁质丰富的蔬菜、动物肝脏、瘦猪肉、鸡蛋等。合并贫血者必要时补充铁剂
怀孕第7个月	DHA、EPA和脑磷脂、卵磷脂	保证婴儿大脑和视网膜的正常发育	核桃、松子、葵花籽、杏仁、榛子、花生等坚果类食品，此外还包括海鱼、鱼油等
怀孕第8个月	碳水化合物	维持身体热量需求	增加主粮的摄入，如大米、面粉，同时增加一些粗粮，比如小米、玉米、燕麦片等
怀孕第9个月	膳食纤维	防止便秘，促进肠道蠕动	全麦面包、芹菜、胡萝卜、白薯、土豆、豆芽、菜花等各种新鲜蔬菜水果中都含有丰富的膳食纤维
怀孕第10个月	维生素B_1	避免产程延长，分娩困难	最后一个月里，必须补充各类维生素和足够的铁、钙、充足的水溶性维生素，尤其以维生素B_1最为重要。海鱼中的含量比较高

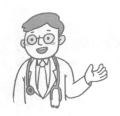

如何应对妊娠期糖尿病

甜甜蜜蜜地相爱，以为也可以甜甜蜜蜜地怀孕，但孕期却让孕妈妈们头疼起来，很多孕妈妈都怕糖尿病筛查，因为身边许多的妈妈们血糖高，医生告诉她们怕宝宝发育不好，怕宝宝缺氧。

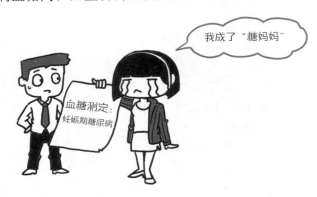

于是为了肚子里的宝宝就什么都不敢吃了，还要天天扎手指。那个苦不堪言呀。

今天我们来说说这个"甜蜜的负担"。

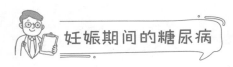

妊娠期间的糖尿病有两种情况：

（1）妊娠前已确诊患糖尿病，称"糖尿病合并妊娠"。

（2）妊娠前糖代谢正常或有潜在糖耐量减退、妊娠期才出现或确诊的糖尿病，又称为"妊娠期糖尿病"。

产后6～12周复查血糖，若仍异常，可能为产前漏诊的糖尿病患者。妊娠期糖尿病发生率世界各国报道为1%～14%，我国发生率为1%～5%，近年有明显增高趋势。

为什么会得妊娠期糖尿病

妊娠期，孕妇体内抗胰岛素样物质增加，使孕妇对胰岛素的敏感性随孕周增加而下降。为维持正常糖代谢水平，胰岛素需求量相应增加。而胰岛素分泌受限的孕妇，妊娠期不能代偿这一生理变化而使血糖升高，使原有糖尿病加重或出现妊娠期糖尿病。

妊娠期糖尿病的原因

（1）糖尿病家族史和不良产科病史。

（2）胰岛素分泌受限。

（3）高龄妊娠。

（4）肥胖。

（5）种族。

若孕妇属于高龄妊娠，在孕期长期摄入高营养高热量饮食，或家族中有成员有糖尿病史，需警惕妊娠期糖尿病的发生。

妊娠期糖尿病的风险有哪些

妊娠期糖尿病如果不及时治疗，对孕妇和胎儿的健康极其不利。对于孕妇来说，可增加母亲出现高血糖、高血压及先兆子痫等的发生；还会导致胎儿早产，危害母儿健康。

对于胎儿来说，可导致流产、胎儿宫内发育迟缓、胎儿畸形、巨大儿、新生儿窘迫综合征、新生儿高胆固醇血症等发生率升高。

同时，对母婴的远期影响也是不可忽视的，可导致母婴日后患上糖尿病等慢性病的风险较普通人增大。

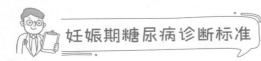

妊娠期糖尿病诊断标准

目前我国采用葡萄糖75g的口服葡萄糖耐量试验（OGTT）诊断糖尿病。一般在妊娠24～28周进行。禁食至少8小时。检查时，5分钟内口服含75g葡萄糖的液体300mL，分别测定孕妇空腹及服糖后1小时、2小时的血糖水平。

	空腹	餐后1小时	餐后2小时
OGTT	<5.1mmol/L	<10.0mmol/L	<8.5mmol/L

任何一项血糖值达到或超过上述标准即可诊断为妊娠期糖尿病（GDM）。

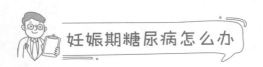

妊娠期糖尿病怎么办

孕期血糖控制标准：孕期糖化血红蛋白最好<5.5%。

	餐前	餐后1小时	餐后2小时	夜间
GDM控制标准	餐前血糖≤5.3mmol/L	≤7.8mmol/L	≤6.7mmol/L	>3.3mmol/L

饮食控制

饮食控制是糖尿病的一项基础治疗，不论何种类型、病情轻重，有无并发症，是否在用胰岛素治疗，都应严格执行和长期坚持饮食控制。多吃粗粮，补充膳食纤维、蛋白质等。但要注意避免过分控制饮食，否则会导致孕妇饥饿性酮症及胎儿生长受限。

药物治疗

口服降糖药在妊娠期应用的安全性、有效性未得到足够证实，目前不推荐使用。胰岛素是大分子蛋白，不通过胎盘，对饮食治疗不能控制的妊娠期糖尿病，胰岛素是主要的治疗药物。

孕期母儿监护

若患了妊娠期糖尿病，孕期无论病情是否严重，都应在医生监督下严格控制饮食并定期产检，密切监测血糖变化，除了注意孕妇的情况外，还应密切关注胎儿的发育、胎盘功能等，必要时住院。

分娩处理

① 分娩时机

原则上应该通过方法尽量推迟终止妊娠的时间。血糖控制良好，孕晚期无并发症，胎儿宫内状况良好，应等待至妊娠38~39周终止妊娠。如果血糖控制不满意，并且有其他的并发症出现，促胎儿肺成熟，胎肺成熟后应立即终止妊娠。

 2 分娩方式

妊娠合并糖尿病本身不是剖宫产指征，有巨大胎儿、胎盘功能不良、胎位异常或其他产科指征者，应行剖宫产。有大于10年的糖尿病病史，同时伴随不良妊娠史的孕妇可选择剖宫产。

怎么预防妊娠期糖尿病

妊娠期糖尿病发病除了遗传和孕妇自身因素外，多与孕妇孕期饮食不当、进食高营养高热量食物过多有关。为了避免孕妇受妊娠期糖尿病危害，应积极做好本病的预防工作。

饮食量要控制

孕中期开始控制饮食量。主要是限制米、面、薯类食物，每日在250g左右。不要进食含糖高的食物，含糖高的食物进食过多可导致血糖过高。含糖高的食物包括饮料、甜

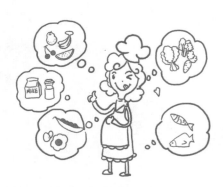

点、冰激凌、巧克力和个别水果等，孕妇都应少吃。

蛋白质的供给要充足

虽然孕期要控制饮食量，但是蛋白质的进食量不能少，鱼、

瘦猪肉、蛋、奶是蛋白质的主要来源，尤其鱼类，是高质量的蛋白质，脂肪少。特别要多吃一些豆制品和五谷杂粮，增加植物蛋白质。胎儿的发育主要靠优质的蛋白质。

脂肪供给要适量

由于主食碳水化合物类食物供给减少，脂肪进食要适量增加，以维持每天的供热量，可以食用橄榄油、核桃油等植物油，里面含有较高的DHA，对胎儿的大脑和视力的发育大有好处。并可适量进食一些坚果，如核桃、花生等增加脂肪的供给，这也是胎儿大脑发育不可缺少的物质。

补充维生素和矿物质

吃蔬菜可补充维生素C，吃五谷杂粮可补充维生素B、维生素E、维生素A，铁、锌和钙含量高的食物有牛奶、鱼、虾皮、蛋黄、海产品、绿叶菜等，这类食物可补充矿物质。

少食多餐

食用富含纤维素、各种维生素及微量元素的食物。食物品种应该多样化，以蔬菜、豆制品、瘦猪肉、鱼、蛋、奶为主。孕中期后可以每天吃5~6顿，每顿八分饱最好。孕妇的饮食以清淡为宜，要适当限制食盐和其他调味料的摄入。

多运动

孕妇要注意锻炼身体，可以到室外散步，或者做一些适合孕妇做的瑜伽等。运动能将人体摄入的多余糖分转化为能量，防止血糖积聚，是预防糖尿病最有效的方法。坚持每周3～4次运动。三餐前先休息，监测胎动正常，进餐完30分钟后开始运动，运动时间控制在20～30分钟，运动后休息30分钟，同时计数胎动，注意有无宫缩，并监测血糖。

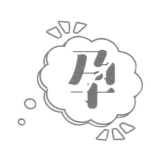

"瓜熟蒂落"不是这么简单

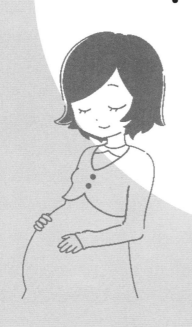

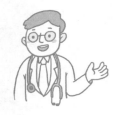

影响分娩的四大因素

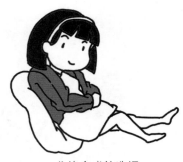

分娩方式的选择

如果你是顺产，倒不用考虑多产的问题；如果你是剖宫产，那么两次剖宫产是平常事，第三次剖宫产很多医院都不敢接收了，因为手术次数越多，手术风险就越大。

所以，可能好多人都会改变观念，希望自然分娩。但不是说想顺产就能顺产的。今天，我们就来讲讲影响分娩的四大因素。

这四个因素是：产力、产道、胎儿及产妇的精神心理。

若各因素均正常并能相互适应，胎儿能顺利经阴道自然娩出，则为正常分娩。任何一个因素发生异常，以及四个因素间相互不能适应，而使分娩进展受到阻碍，胎儿娩出困难，称为异常分娩，俗称难产。

产力

产力是分娩的动力，是指将胎儿及其附属物从子宫腔内逼出的力量，包括主力和辅力。主力是子宫收缩力，贯穿于分娩全过程的始末；辅力是腹肌、膈肌和肛提肌收缩力，只出现于第二、第三产程，协同主力起作用。

临产后的子宫收缩主要有节律性、对称性和极性、缩复作用等特点。腹肌及膈肌收缩力是第二产程时娩出胎儿的重要辅助力量。宫口开全后，宫缩时，胎先露下降压迫骨盆底组织及直肠，反射性引起排便动作，产妇用力屏气，腹肌及膈肌强力收缩，使腔内压增高，协同子宫收缩力促使胎儿娩出。肛提肌收缩力可协助胎先露在盆腔中内旋转，协助胎头仰伸及娩出并协助胎盘娩出。

📑 产道

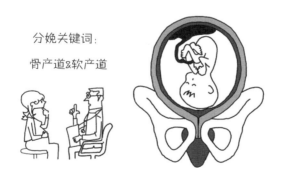

分娩关键词：
骨产道&软产道

产道是指胎儿娩出的通道，分为骨产道和软产道。骨产道是指真骨盆，在分娩过程中骨产道的大小、形状与分娩有密切关系。软产道是由子宫下段、宫颈、阴道及骨盆底软组织构成的弯曲管道。产道异常包括骨产道异常及软产道异常。临床上以骨产道异常为多见。

骨产道异常常见于狭窄骨盆。骨盆径线过短或形态异常，致使骨盆腔小于胎先露可通过的限度，阻碍胎先露下降，影响产程顺利进展，称为狭窄骨盆。狭窄骨盆可以为一个径线过短或多个径线过短，也可以为一个平面狭窄或多个平面同时狭窄。

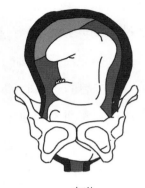

产道

软产道异常可使胎儿娩出受阻，主要包括外阴异常、阴道异常、子宫颈异常、软产道肿瘤、低置胎盘等。

🧴 胎儿

4种危险情况

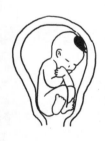
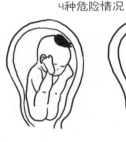
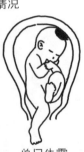
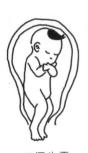

混合臀先露　　　单臀先露　　　单足先露　　　双足先露

在分娩过程中，胎儿大小是决定分娩难易的重要因素之一。因为产道为一纵型管道，只有纵产式时胎体纵轴与骨盆轴相一致，胎儿才容易通过产道。头先露是胎头先通过产道，较臀先露容易娩出，臀位会造成难产。

胎位异常是造成难产的常见因素之一。分娩时枕前位约占90%，而胎位异常约占10%，其中胎头位置异常居多：有持续性枕位、持续性枕后位、面先露、高直位、前不均倾位等，占

6%～7%。臀先露约占4%，肩先露极少见。

正常胎位

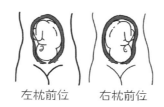

左枕前位　　　右枕前位

胎位异常

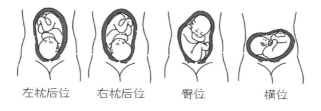

左枕后位　　右枕后位　　臀位　　　横位

产妇的精神心理

分娩虽是生理现象，但分娩对于产妇确实是一种持久、强烈的应激源，产妇精神心理因素能够影响机体内部的平衡、适应力和胎儿健康。焦虑是一种常见的负面情绪，是个体面临潜在威胁时产生恐惧和忧虑的一种复杂的心理应激反应。临床上产妇精神因素对正常分娩所起的作用也越来越明显。

精神因素包括产妇个人的心情、精神状况、心理暗示、意志力等。不良的精神因素会直接影响正常分娩过程，从而导致剖宫产率升高。

产力是分娩的动力，但受胎儿、产道和产妇精神心理因素的制约。分娩是个动态变化的过程，只有有效的产力，才能使宫口扩张及胎先露下降。产妇精神心理因素可以直接影响产力，对分娩有顾虑的产妇，往往在分娩早期即出现产力异常即原发性宫缩乏力；头盆不称和胎位异常的产妇常出现产力异常即继发性宫缩乏力。

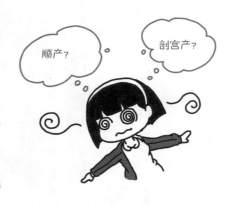

总之，顺产是最正常、自然的生产方式，更有利于母子健康，年轻产妇切莫因为精神准备不充分而轻易选择剖宫产。

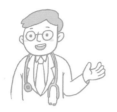

顺产VS剖宫产，你的子宫究竟可以剖几次

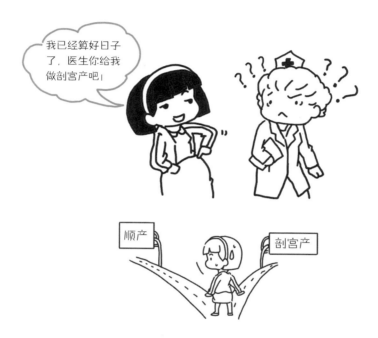

某影视明星太太5年内生下三女一子，且4次均是剖宫产，其实这是一件风险极大的事。今日就来说说剖宫产那些事，希望给大家一点点建议。

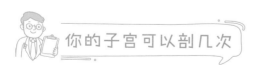

你的子宫可以剖几次

面对二孩政策的放开，二次怀孕的人很多，其中不乏瘢痕子宫的二胎妈妈，最近甚至多次见到已经剖宫产二次、三次的

第三胎、第四胎的妈妈们。

某日一位准妈妈准备来做第四次剖宫产。这位准妈妈已经做过三次剖宫产，有三个孩子，现在又意外怀孕，而且已经39周加5天了。第四次剖宫产？里面的盆腔会粘连成什么样呀，子宫会成了什么样子呀？第四次剖宫产，这是个挑战，因其高风险性，所以必须在正常工作时间，麻醉、ICU、外科等随时可以提供应急协助的情况下进行手术，不能随患者喜好任意更改手术时间。术中发现盆腔粘连严重，膀胱损伤，所幸一切顺利。

场景转到另外一个手术镜头。手术台上，小医生高兴地说："前次剖宫产切口长得不错。"

主任说："是不是真的不错还要看里面。"果然除却皮肤瘢痕还好之外，皮下、前鞘、腹直肌简直一塌糊涂，好不容易进了腹腔，腹腔早已粘连得一塌糊涂，膨大的子宫和腹壁根本无法分离，最后只能勉强分离出一小块地方，剖宫娩出孩子。因为子宫瘢痕处已经被没有弹性的纤维组织代替，拉不开也收缩不好，缝合难度更是增大。子宫瘢痕太脆，切口撕裂，反复缝合还是出血……迅速缝合切口恢复子宫完整性，侧腹膜后出现血肿，患者血压急剧下降，休克指数超过2，大量输液输血，启动抢救预案……仔细查找出血、止血……终于，腹腔引流不再增多，患者血压脉搏恢复正常，命保住了，子宫保住了，继续在ICU密切观察。

这就是再次剖宫产由于粘连及瘢痕等原因引起的产后出血。产后出血的定义是顺产后24小时内失血超过500mL、剖宫产失血超过1000mL。产后出血是我国孕产妇死亡的首位原因。

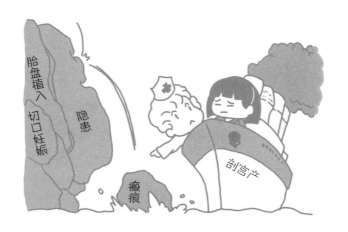

前些年过高的剖宫产率，导致二孩政策放开后二次剖宫产增多，不但使得剖宫产术导致的产后出血增多，其他如粘连、膀胱损伤、输尿管损伤、肠管损伤等风险均显著增高。因此所有产科医生对重复性剖宫产开始高度重视。

 关于剖宫产，在这里给大家提些建议

阴道分娩是最符合自然规律的，只有在有指征时才选择剖宫产，剖宫产会增加再次妊娠分娩、意外妊娠流产、上环、取环的风险。再次妊娠时，极有可能发生瘢痕处妊娠、子宫破裂、产后出血、凶险性前置胎盘、胎盘植入等高危情况，从而危害母婴健康。

一般医生会建议，瘢痕子宫（包括剖宫产和子宫肌瘤剥除术）2~3年后再妊娠。我们也接触过多个剖宫产术或肌瘤术后不足2年怀孕的病例。但也有意外，一个怀孕26周的瘢痕子宫患者因胎儿畸形引产，引产时突然发生子宫破裂，紧急手术。因此瘢痕子宫再孕时的风险要医生和患者共同承担，谨慎前行，共同努力达成圆满。

你的子宫可以剖几次？对一位女性来说，一生能做几次剖宫产？从理论上说，剖宫产的次数没有限制，可以有七八次。但这是风险和次数并存的问题，次数越多，风险越大。临床上多半建议剖宫产术尽量不要超过3次，所以，一般第二或第三次剖宫产后，医生会询问你是否做绝育术。

一次剖宫产术后再次妊娠时，如果没有产科禁忌可以考虑阴道试产，我们有很多成功的例子。瘢痕子宫者的分娩方式，需要视具体情况而定，瘢痕愈合不佳时，或胎儿体积过大、胎位不正时，需要进行剖宫产；若无不良因素，且瘢痕愈合良好，胎位正常，可在医生严密观察下进行阴道分娩。

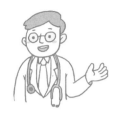

中医法宝，专攻月子病

还记得刚生完孩子的那个你吗？

你的画风是不是这样的？

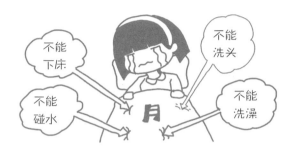

不能下床

不能洗头

不能碰水

月

不能洗澡

"哎呀，别洗澡！怎么能洗头！"

"起码要一个月不能洗头不能洗澡。"

"水要喝热的，水果不能吃凉的。"

"坐月子就得躺着，别下地乱跑。"

"赶紧喝，这玩意儿下奶。"

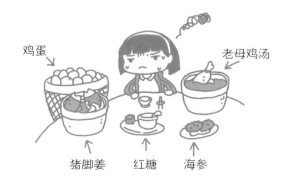

鸡蛋

老母鸡汤

猪脚姜　红糖　海参

还没习惯从孕妇到产妇的角色转换，瞬间就被坐月子的各种要求拍打得七零八落。

"嗯？网上是怎么说来着？不能玩手机看电脑！"

获取信息的渠道被切断，只能任由人摆布了。所以，孕妈妈，特别是第一次生孩子的孕妈妈，一定要提前了解产后护理。

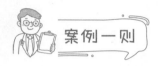

张女士，30岁，2012年顺产一胎，月子期间留下了风湿关节痛的病症，吹了空调、变天，膝盖、胳膊肘就会酸疼、难受。一胎母乳不足，混合喂养。2017年8月顺产二胎，产后采用中医辨证，进行综合调养。产后100天返院复诊，无产后身痛，母乳充足。

中医分析

中医典籍指出，"产后忧惊劳倦，气血暴虚，诸症乘虚易入""产后百节开张，血脉流散，气弱则经络间血多阻滞，累日不散，则筋牵脉引，骨节不利"。

产后气血虚弱，最易受病，出现手指、肩背、腰腿、膝盖、小腿特别怕冷，甚至酸痛麻木，这些产后遗留症状可持续数年。产褥期指胎盘娩出至产后6周的这段时间。产褥期虽属生理范畴，但在女性一生中属特殊生理时期，应加强护理，使其顺利度过此期。

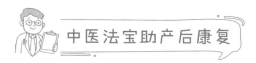

辨证运用祖国传统医学手段（隔物灸法、中药口服、熏蒸、按摩等）于新产后及哺乳期，并指导产妇正确地饮食调养、正确地休息与生活，帮助其调整内分泌、促进子宫收缩、促进水分排出、促进乳汁分泌、加快形体恢复，改善孕期出现的种种不适，更帮助改善孕前就有的手脚冰凉、黑斑、腰痛、痛经等气血不足的症状，顺利哺喂母乳，使其度过一个健康科学的月子期。下面送上祖国传统中医的几大法宝，给你一个五星级的月子。

法宝一：隔物灸法治疗宫缩痛

产后子宫底位置约在肚脐位或略高于肚脐上，而后每日下降 1~2cm，在7~10日后下降到骨盆腔内。恢复至怀孕前的大小，约需6周，子宫恢复初期，收缩时会有疼痛现象。

隔物灸气海穴（下腹部正中线脐下1.5寸处，每日灸20分钟），以温经散寒，暖宫止痛，改善血液循环，促进产后子宫正常收缩，预防产后月子病。

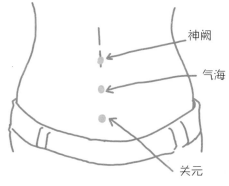

神阙

气海

关元

🫙 法宝二：平胃散促进剖宫产术后胃肠恢复

剖宫产术后因麻醉原因，胃肠蠕动慢，影响食物消化吸收，中医谓之"腑气不通"。肛门排气慢，进食晚，影响产后恢复及初乳分泌。

术后以平胃散辨证加减（厚朴、陈皮、茯苓、香附、砂仁、苍术、白术、党参、干姜等）口服，可促进产妇胃肠功能恢复，缩短排气时间。

🫙 法宝三：五子散治疗产后尿潴留

临床观察，顺产及剖宫产后部分患者出现小便困难，甚至尿潴留的情况，可以用中药热罨包（五子散：莱菔子、紫苏子、补骨脂、菟丝子、白芥子）热敷下腹部。还可行穴位按摩中极穴等措施，减少留置尿管率。

🫙 法宝四：通乳方、手法通乳提高纯母乳率

怀孕末期部分孕妇即开始分泌乳汁，乳汁中含有丰富营养及免疫球蛋白，早开奶对6个月内纯母乳喂养很重要。《三因极一病证方论》将产后缺乳分为虚实两类："产妇有二种乳汁不行，有气血盛而壅闭不行者；有血少气弱涩而不行者。虚当补之，盛当疏之。"益气养血，佐以通乳。

中药产后通乳方加减（党参、黄芪、当归、麦冬、通草、桔梗、干姜、白芷、佛手、陈皮、砂仁）。

必要时配合以理气活血、舒筋通络的手法通乳、点穴通乳

（如天溪穴、乳根穴等）。本手法是根据腺体分布，采用按摩刺激穴位，疏通经络，通乳催乳，对产后涨奶，乳汁淤积，宝宝吃奶费力，奶水不出，少乳，无乳，乳腺不通，乳房胀痛，乳头扁平、凹陷，乳腺炎，乳腺增生，喂奶难，都有较好效果。

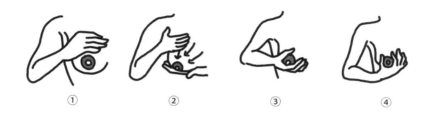

① ② ③ ④

法宝五：中药熏蒸双足温经通络

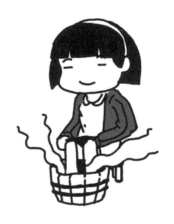

中药熏蒸双足有温经通络，调养气血促进恢复的作用。人体的五脏六腑在脚上有相应的投射，脚部是足三阴经的起始点，又是足三阳经的终止点。产后中药足浴方（黄芪、鸡血藤、桂枝、吴茱萸、干姜、白芍等）足浴通过中药的局部刺激，作用于足部相应的反射区，有助于避免产后腹胀、腹痛、排便困难等不适。另外，中药足浴可调节自主神经和内分泌系统，缓解产妇紧张、焦虑情绪。

法宝六：满月熏蒸月子汗

通过发汗，达到驱寒通络，防治月子病的功效。"发汗法"是祖国医学应用最早、最广泛的一种治疗方法。中医学认为"发

汗法"可以扩张血管、促进血液循环、加快新陈代谢，进而温通
经络，具有调和气血、平衡阴阳、燃烧脂肪、美化肌肤、舒缓压
力、增强免疫力的作用。

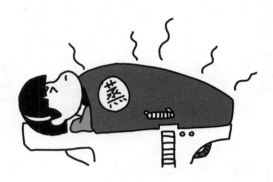

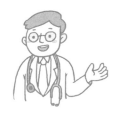

做个母乳喂养的 "老司机"

众所周知，5月20日是一个表白的日子，但有多少人知道，这也是"母乳喂养日"，一个为了呼吁社会建立"母乳喂养"观念而设立的节日。

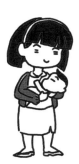

5月20日
全国母乳喂养宣传日
提倡母乳喂养　促进科学育儿

民间常说："金水银水不如妈妈的奶水。"母乳营养丰富，是宝宝最理想的天然食品，母乳中含有的多种物质，可使宝宝减少患病，预防各类感染。现在，随着信息的普及，越来越多的人渐渐意识到母乳喂养的重要性，很多家庭纷纷支持。今天我们就来认识和了解一下母乳喂养的相关知识和好处，努力成为一个母乳喂养的"老司机"。

 产后不同时期所分泌的乳汁

🍼 初乳

产后7日内所分泌的乳汁称初乳。初乳量少，每日15～45mL，因含β胡萝卜素而呈黄色，初乳中的蛋白质、脂溶性维生素和矿物质的含量均高于成熟乳，并有高蛋白、低脂肪和低乳糖的特点。初乳中含有丰富的免疫球蛋白及大量的抗体，对肠道的细菌和病毒具有防御作用。

过渡乳

产后7～14日的乳汁称为过渡乳。蛋白质与矿物质含量逐渐减少，乳糖、脂肪和总热量增加，水溶性维生素增加，脂溶性维生素减少。

成熟乳

产后14日以后分泌的乳汁为成熟乳。蛋白质含量更低，但每日泌乳总量多达1000mL。

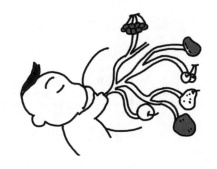

 母乳喂养的好处

母乳喂养对婴儿的好处

（1）母乳喂养有利于婴儿健康成长，母乳，特别是初乳，含有婴儿所需要的丰富营养，是任何乳制品不可替代的优质乳。

（2）母乳喂养有利于增强婴儿抵抗力、免疫力，让婴儿少生病或不生病。

（3）母乳喂养有利于婴儿消化和健康发育。母乳营养均衡、配比最佳，采用母乳喂养法，有利于婴儿的消化，有利于促进婴儿健康发育，健康成长。

（4）母乳喂养有利于增进母子情感。俗话说，母子连心。新妈妈们通过婴儿吮吸母亲乳头的刺激，能增进母亲对婴儿的抚爱、关爱、疼爱之情，婴儿通过吮吸母乳，与母亲有切肤之温暖，切肤之亲近，既感到安全，又感到高兴。

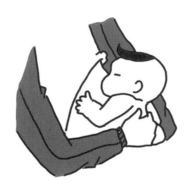

🍼 母乳喂养对母亲的好处

（1）母乳喂养有利于产妇恢复身体健康。产后采用母乳喂养法，能帮助产妇的子宫恢复，减少阴道流血，促进身体康复。

（2）母乳喂养可减少女性患卵巢癌、乳腺癌的概率。研究发现，产妇如果对自己的每个孩子母乳喂养超过6个月以上，就可以降低患乳腺癌概率5%，即使她们有乳腺癌的家族病史。

（3）母乳喂养婴儿的女性与产后使用非母乳方式喂养婴儿的女性相比减肥速度更快，效果更显著。

母乳喂养的正确方法

讲究卫生

喂奶前，用温水把手和乳头洗净，再用热毛巾擦干，避免乳头上的汗渍或污垢、细菌在宝宝吸奶的时候通过口腔进入宝宝体内。喂养前还要轻轻按揉乳房，挤掉前面几滴奶，然后再开始哺乳。

姿势正确

产后头几天，由于疲劳体虚，可以采用躺在床上喂的姿势。以后一般采用坐姿，坐在床头或靠椅上，背后用一两个软垫把背靠牢，尽量放松全身，轻松愉快地进行哺乳。用一只胳膊抱着孩子，另一只手的示指和中指夹住奶头上部，用示指稍往下压，这样使乳头稍微离开婴儿的鼻子，避免乳房堵上婴儿的鼻孔，还能防止因奶水太冲，孩子吸吮迅猛而发生呛奶和吐奶。

分娩后尽早给婴儿开奶

按照世界卫生组织和联合国儿童基金会的新规定，产后30分钟尽可能给婴儿开奶。

随时给婴儿喂母乳

不少的育婴专家表示，宝宝出生的前3～4日，每2～3个小时喂奶一次，白天要喂8次左右，晚上还可能喂2～3次。而宝宝到了3个月大时，通常大约4小时喂奶一次，白天喂5次，夜间喂1～2次。建议宝妈们最好是固定喂奶时间，防止漏喂或多喂。另外需要注意的是，宝妈们不要宝宝一哭闹就喂奶，一定要弄清楚宝宝哭闹是饿了、尿了，还是不舒服，然后才进行相应行动。

添加辅食

一般情况下，即使是进行母乳喂养，在宝宝6个月的时候，也可以开始添加辅食进行喂养。辅食能提供更多元、完整的各种营养，包括热量、铁质与维生素，甚至是微量元素如锌、铜等。根据不同月龄逐次给不同种类的辅食，可以让宝宝习惯多种口味，避免日后出现偏食的现象。

母乳喂养要科学合理，摄取丰富的营养

要想乳汁分泌旺盛并营养成分优良，妈妈的热量及营养素的摄入也要相对增加，所以每日应多吃几餐，以4～5餐较为适合。要特别注意多喝一些能催乳的汤类，如炖排骨汤、炖鸡汤、炖猪蹄、豆腐汤、青菜汤、酒糟等。在两餐之间最好饮水或其他饮料。如果少奶或无奶，千万不要轻易放弃，不妨请医生推荐一些催乳特餐或药膳。但并非进食得越多就越好，因为在坐月子时卧床时间多而活动减少，而摄入的主要是高热量或肥甘的食物。如果摄入太多，不仅不能增加泌乳量，反而会造成胃肠不适而使乳汁减少。

母乳喂养的注意事项

宝宝勤吮吸

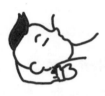

妈妈坚定的信心

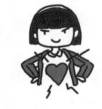

多休息

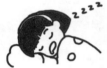

营养均衡

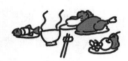

（1）母亲在孕期就应该建立自己喂养孩子的信心，并做好具体准备，如孕晚期每日用温开水擦洗乳头，向外轻拉几次，使乳头皮肤坚实及防止乳头内陷，以利小儿吸吮。

（2）母亲应注意营养、睡眠充足、心情愉快、生活有规律、不随便服药，每日应较平时增加能量700~1000kcal和水分1~1.5L。

（3）母亲的乳头应经常保持清洁，防止乳头、乳房疾病的发生。

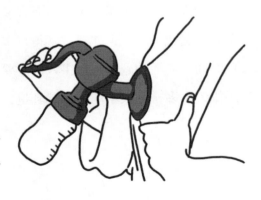

（4）母乳量不足时，常有哺乳前乳房不胀，哺乳时小儿吞咽声少，哺乳后小儿睡眠短而不安，常哭闹，

体重不增或增加缓慢。需找出原因加以纠正。

（5）不应让婴儿口含乳头睡觉，不仅不卫生，且易引起窒息、呕吐，同时还会影响婴儿牙床的发育而致畸形。

（6）因为各种原因而暂停哺乳时，应定时将乳汁挤出，以免乳量减少。

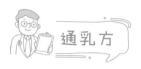

黄芪15g、通草10g、桔梗10g、枸杞子10g、路路通10g、杜仲10g，加入猪骨头或鸡腿或猪排骨或鱼等，熬汤喝。通乳方有益气通乳之功效。如果无法下奶，必要时医院就诊，咨询相关中医师。

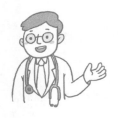

盆底康复的重要性

上两个月接诊的两位患者（李女士和她的妈妈张阿姨），今天带着邻居朋友四个人一起来，激动地在诊室热聊了一番，接着开了几张治疗单就走了。另外几个患者问我："医生，她们开的是什么治疗呀，她们都说效果很好哦，我们需要做吗？"

画面倒回两个月前的某天下午，一个50来岁的妈妈（张阿姨）陪着生完二胎的女儿（李女士）来做产后42天检查。

我给李女士开了盆底肌力测试和盆底三维彩超检查，提示：膀胱膨出，盆底肌力减退。妇检：阴道前壁膨出。

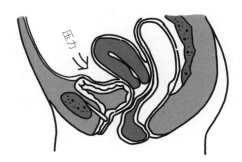

我问了几个问题："你有咳嗽漏尿、憋不住尿的情况吗？"

没等李女士回答，张阿姨就先说："医生，我有你说的这种情况哦。"

李女士说："妈妈，您有这样吗？我怎么没听您说过？医生，我也有这样的情况，怀着二宝的晚期，我已经发现我有咳嗽漏尿了，也有憋不住尿。我听说过盆底康复的，孕妇学校课上有听过介绍。您给我开单治疗吧，请问我妈妈这样的年龄治疗还有用吗？"

帮张阿姨也做了肌力测试、彩超和妇检，情况比李女士稍重一点，还在盆底康复治疗范围内，所以给她们开了治疗单，指导注意事项，预约好治疗时间，她们愉快地走了。

通过2个月的盆底康复治疗，她们母女咳嗽漏尿的情况有了很好的改善，于是她们在小区里和邻居朋友一说，原来都有这样的情况，就约着一起来医院了。

随着二孩政策的放开，越来越多生育二胎的妈妈们回来门诊做产后检查，也对盆底康复有了一定的了解，国内曾经有过一个调查，给500个50岁的女性发了一个问卷调查，发现有70%的人有不同程度的盆底功能障碍，轻则咳嗽漏尿，憋不住尿，重则脏器脱垂（膀胱膨出、子宫脱垂、直肠膨出）。

现在就来和大家说说咳嗽漏尿的那点事。

 ## 什么人需要进行盆底检查

① 新产后（产后42日）

无论是剖宫产还是顺产，产后42日都应进行盆底功能评估，并通过盆底康复恢复受损的盆底。

② 各种尿失禁患者

轻中度压力性尿失禁（打喷嚏、咳嗽、跳绳、爬楼梯、快步走漏尿等）、急迫性尿失禁（尿频、尿急、尿失禁、夜尿次数多、听到流水声想小便等）、混合性尿失禁。

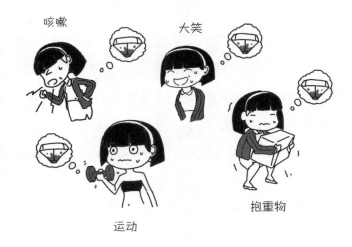

咳嗽　　　大笑

运动　　　抱重物

③ 围绝经期女性

由于围绝经期雌激素水平的波动，导致盆底的功能状态发生改变。

④ 膀胱过度活动症患者

尿频、尿急，伴或不伴尿失禁。

⑤ 尿潴留患者

产后、盆腔术后尿潴留。

⑥ 盆腔器官脱垂患者

轻中度盆腔器官脱垂（阴道前、后壁膨出，子宫脱垂等）。

⑦ 盆腔痛患者

慢性盆腔痛、产后盆腔痛、腰腹坠胀酸痛、腰背痛等。

⑧ 性功能障碍患者

性欲低下、性唤起障碍、性高潮缺失、性交痛等。

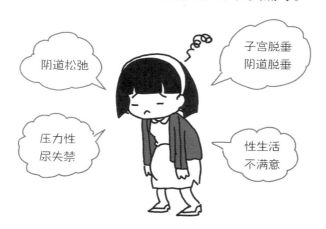

⑨ 其他

产后子宫复旧不良、耻骨联合分离、腹直肌分离患者；阴道松弛或痉挛者；子宫内膜薄造成的不孕者。

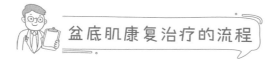

盆底肌康复治疗的流程

患者进行盆底肌力测试，必要时加盆底三围彩超，了解盆腔器官的位置情况（例如子宫脱垂、膀胱膨出等）。

有症状的患者，盆底肌力筛查、彩超提示有问题者医生开单治疗，可电话预约治疗时间。治疗前护士发放专人专用探头（因为探头要放入阴道，从卫生角度考虑，探头必须专人使用），盆底肌治疗1周做2~3次，每次30~40分钟，10~15次1个疗程。治疗的过程，按照医院设定的程序，电刺激或者电刺激和自主训练相结合。通常在治疗的过程中，会有一个显示屏，治疗师指导你收缩阴道肌肉，屏幕会显示你的收缩的曲线。这种叫生物反馈疗法，能够看到你收缩的情况和力度。

（3）对于生物反馈治疗不敏感的患者可选择针灸盆底肌康复治疗。

生物反馈疗法

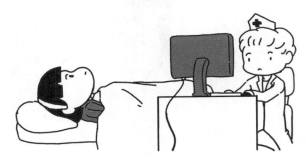

 盆底肌康复治疗是什么感觉

盆底肌仪器治疗，主要是通过探头，利用电刺激，激活阴道括约肌和盆底肌肉群。所以，电刺激强度低的时候会是麻麻的感觉。当肌肉未被激活也是没有收缩感，当调到接受能力最大限的强度，那块肌肉会有收缩的感觉，随着放电，一紧一松。整个过程，是舒服的。针灸盆底肌康复则由医生根据患者的情况选用不同穴位进行。

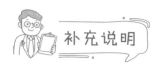
补充说明

　　曾经有患者问过我这样一个问题，治疗的时候效果挺好的，后面两三年后又再次出现咳嗽漏尿的情况了。

　　那是因为盆底肌康复是个漫长的过程，通过1～2个疗程的练习很多人的确症状消失，从症状消失到肌肉恢复正常只是第一阶段。想练出肌肉，要付出更多努力，而为了维持这些肌肉，又要持续不断地训练，盆底肌肉和身体其他肌肉类似，只是你看不到它。而且，随着年龄增长，盆底功能也会逐渐衰退，中老年女性如果不进行锻炼，超过一半会出现尿失禁，所以盆底肌需要终身锻炼，就像你需要每天刷牙来保护牙齿一样。

　　现在很多的年轻妈妈都重视产后瘦身，对产后盆底肌康复并不大熟悉。很多中老年人发生的盆底功能障碍（咳嗽、打喷嚏、大笑、跑步等出现漏尿）也不知道原来是十几年前怀孕和分娩引发的，产后一年内是盆底肌功能恢复的"黄金时期"。快快约上身边的妈妈们一起到医院检查检查。关爱盆底，从现在开始。

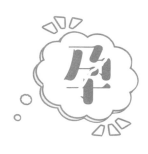

健康是女人
一生的事业

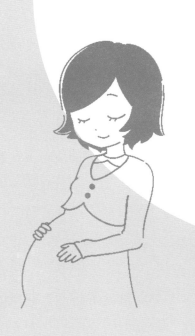

孕

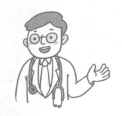

"女神"养生秘诀

女人爱美，害怕衰老，随着年龄的增长，身体逐渐走下坡路，女人开始"折腾"自己来留住青春，脸部成了各种护肤品的"试验田"，身体成了各种保健品的"大白鼠"，然而，冤枉钱花了不少，身体却没见好。殊不知，辨清体质、顺应季节、内调外养，才是女人养生的正确姿势。

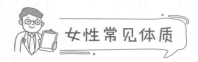

女性天生体质千差万别，因此，养生也要按自身的体质来做。女性常见的体质有以下几种。

阳虚型

怕冷、喜温，尤其是手脚、背部、腰部等部位，常常伴有大便稀烂，小便清长，面色发白、不红润，月经颜色黯淡、经期小腹绵绵冷痛。

养生对策：宜食温阳之品，如牛肉、羊肉、韭菜、生姜等，少食绿豆、苦瓜、梨、螃蟹、各种冷饮等生冷寒凉的食物，少饮绿茶，注意保暖，特别是背部及下腹部，适当进行户外活动，在阳光充足的情况下，可背对着太阳，让阳光晒晒背部来补充阳气，也可以多做做艾灸，温阳散寒。

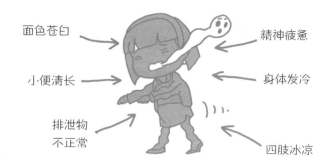

面色苍白　精神疲惫　小便清长　身体发冷　排泄物不正常　四肢冰凉

阴虚型

怕热、喜冷，常常面色潮红、眼睛干涩、口干舌燥、易生痤疮、大便干、月经颜色红。

养生对策：宜食滋阴之品，如银耳、百合、鸭肉等，少食辣椒、油炸等辛辣刺激之物，适当多补充水分。阴虚之人常容易脾气暴躁，注意调节情志，多听舒缓的音乐，避免熬夜。

气郁型

闷闷不乐、烦躁易怒、忧虑脆弱，常常无缘无故地叹气，咽部经常有异物感，容易失眠，乳房及两胁部有胀痛感，月经前尤为明显。

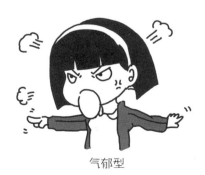

气郁型

养生对策：宜食理气之品，如玫瑰花、陈皮、佛手、山楂等具有行气、解郁、消食作用的食物。气郁之人，常常容易化火，不宜吃人参等补气之品，少食辛辣刺激之物。应尽量增加户外活动，睡前避免饮茶、咖啡等饮料。注意调节情绪。

痰湿型

体形肥胖，尤其是腹部肥满，容易出汗，肢体困重、疲倦，嘴里有黏腻不爽的感觉，舌苔厚腻，月经常常推后延迟，经久不孕。

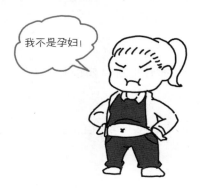

痰湿型

养生对策：宜食健脾祛湿化痰之品。以清淡饮食为主，可吃海带、冬瓜、玉米须、荷叶等利湿消脂的食物，少食油腻、高糖分、生冷的食物。可用茯苓、白术、薏苡仁、木棉花等药材煲汤，增强祛湿的效果。居住环境宜干燥而不宜潮湿，多进行户外活动，适当减肥。

中医养生还讲求"天人合一"，养生自然要顺应季节的变

化。总体来说，就要春夏养阳，秋冬养阴。

春夏之季，阳气升发得不够，人就容易感到困顿、疲乏，精神萎靡；阳气升发得太过，又会出现阳热亢盛，容易出现高热、痈疡的疾病。秋冬之季，阳气收敛、万物休息，若阳气得不到收敛，容易受寒冷邪气攻击；阴气得不到培育，又容易阴虚燥热。所以，春夏季要早睡早起，多些户外活动，适当补充一些升发阳气的食物，如韭菜、生姜、香椿、春笋、豆芽等，另外，春季肝气升发，易伐脾土，所以吃点甘味的食物对调理脾胃有帮助，如南瓜、红枣、莲子、山药、莲藕等。秋冬季要早睡，可适当晚起，补补午觉，补充一些滋阴的食物，如银耳、百合、山药、蜂蜜、阿胶等。

另外，四季养生也要按自身的体质来。寒性体质的女性朋友，秋冬季可以适当进温补，如当归羊肉汤及具有温阳作用的膏方等。而热性体质的女性朋友，秋冬季应以养阴为主，可以吃滋阴凉血的膏方。

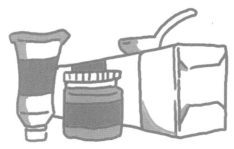

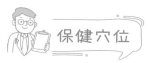
保健穴位

以下保健穴位，常常按摩刺激它们，能让身体更年轻、健康。

🍶 三阴交

　　三阴交位于小腿内侧，取穴的时候，四指并拢，将小指放在内踝尖处，示指对应的地方就是三阴交。该穴有"妇科三阴交"之称，可健脾补血，也可调肝补肾，亦有安神之效。常揉三阴交可以维持年轻状态，延缓衰老。

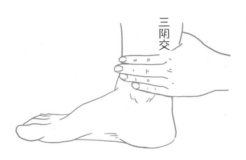

🍶 足三里

　　取穴的时候坐在凳子上，将小腿垂直悬挂，摸到外膝眼的凹陷处，四个手指并拢，将示指放在膝眼处，小指对应的地方就是足三里。足三里是抗衰老的有效穴位，经常按摩该穴，对抗衰老延年、益寿大有裨益。

🍶 气海、关元

　　气海、关元穴均位于下腹部，取穴时，可采用仰卧的姿势，将手指并拢后放在肚脐（神阙）的下方，大约两指处是气海穴、三指处就是关元穴了。气海、关元都是补肾生阳的重要穴位，可以揉按，也可以艾灸，可强健体质、温暖全身，对女性的痛经、产后体虚等都有很好的效果。

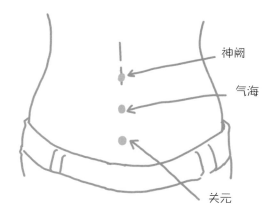

神阙

气海

关元

　　健康是美丽的最重要基础，掌握养生的秘诀，让我们从内到外，越活越年轻！

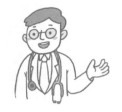

常见中医保健法及食疗篇

　　中医保健追求的境界就是平衡。所谓平衡，寒者热之，热者寒之，劳者逸之，逸者劳之，以致中和，天地各得其所，万物生长。中医用精气学说、阴阳学说和五行学说来诠释平衡，使人体达到与周围环境相适应，达到天人合一。

　　中医的食疗是利用食物进行防病治病，或促进病体康复。食物疗法与药物疗法有很大的不同，食物治病的特点是"有病治病，无病强身"，对人体基本上无毒副作用。其利用食物的性味特性，能有针对性地用于某些病症的治疗或辅助治疗，调整阴阳，使人体趋于平衡，有助于疾病的治疗和身心的康复。名医张锡纯在《医学衷中参西录》中说："食疗病人服之，不但疗病，并可充饥，不但充饥，更可适口，用之对症，病自渐愈，即不对症，亦无他患。"食疗寓医于食，除了能保健强身、防治疾病，还能给予感官上及精神上的享受，易于坚持和接受，主要针对亚健康人群、慢性疾病的调理治疗。

常见的中医保健法

💊 按摩

　　中医保健按摩一种是主动按摩，是自己按摩自己的保健方法；另一种是被动按摩，是由医生掌握用于患者的医疗法。按摩常用手法包括按、摩、推、拿、摇、搓、拍等，通常是几种手法相互配合进行。用按摩来保健或治疗慢性病，须持之以恒，才能显出效果。

艾灸

艾灸，《扁鹊心语》云："人于无病时常灸，虽未得长生，变可保百余年寿矣。"艾灸是一种自古相传的中医疗法，在医学典籍《黄帝内经》里有"针所不为，灸之所宜"的说法，现在很多人在家里自行使用艾灸进行保健治病，艾灸效果良好，副作用少，费用少，操作简单。艾灸是把燃烧产生的热效应传递到经络系统，调动人体的免疫功能，作用于人体的五脏六腑、四肢百骸的病变部位，达到驱寒邪、补阳气、通经络、调正气的目的，起到了防病治病，保健强身的功效。艾灸施于穴位，刺激了穴位本身，激发了经气，调动了经脉的整体作用，从而激活皮肤的某些神经末梢酶类参与机体的免疫调节，故对疾病的治疗、预防有明显的调节作用。

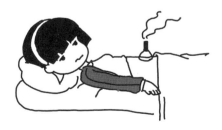

中医保健艾灸

① 艾灸适应证

女性：腰酸腰痛、手脚冰冷、痛经、带下、月经不调、内分泌失调、更年期提前、卵巢早衰等一系列亚健康状态。

男性：腰痛膝软、下肢沉重、神疲乏力、阳痿早泄、耳鸣头晕、尿频尿急、性功能减退等一系列亚健康状态。

（2）常用的艾灸手法

直接灸、间接灸（隔物灸）、艾条灸（温和灸、雀啄灸、回旋灸等）、温灸器灸、灸盒灸。

熏蒸

中医熏蒸保健法是中医外治法的一个分支，是以热药蒸汽为治疗因子的化学、物理的综合疗法，现已广泛用于休闲保健、康复疗养、防病治病等范畴。古书《礼记》曰："头有疮则沐，身有疡则浴。"《黄帝内经》曰："其有邪者，渍形以为汗，邪可随汗解。"张仲景《金匮要略》记述了使用苦参熏蒸以治疗狐惑病蚀于妇人下部的药方与手法。熏蒸保健法广泛应用于妇科、外科、骨外科、皮肤科等多个学科。

其主要效果有十：①疏通经络，促进气血运行，对各种风痛有效。②净血排毒，促进人体新陈代谢，对各种水肿有效。③清毒杀菌，除污去垢，去死皮，美肌肤。④清除疲劳，缓解压力，愉悦心情，恢复活力。⑤活化细胞，有效改善体质，增强免疫力。⑥强化机能，刺激微循环系统，促进人体各种机能。⑦减肥瘦身，帮助排汗，消除多余热量，使脂肪燃烧。⑧美容除斑，调节内分泌，预防妇科病。⑨改善睡眠，浴后可进入深度睡眠，醒后倍感轻松。⑩预防、治疗冻疮，改善四肢微循环。

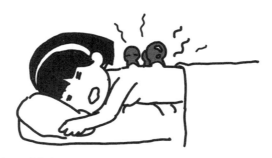

拔罐

中医保健拔罐疗法在我国古代众多医书表明，至少在公元前6世纪到公元前2世纪，此疗法已经是广泛使用。它是通过一系列的手段让拔罐的罐体里面处于真空或者接近真空状态，然后将这种几乎处于真空状态的罐体贴在人的皮肤处（通常是某些穴位），然后罐体会产生极大的负压，在人的皮肤表面产生强大的吸力。这种吸力会将人体内部的一些"毒素、垃圾"等吸出到人的皮肤表层。之后有些通过按摩手段慢慢排出这些物质，有些是直接将该处皮肤刺破，让里面的毒血水流出，从而达到治病的目的。中医认为"正气存内，邪不可干"，人体患病是由于阴阳失调，正气不足，使外邪内侵，致病因素存于内，阻塞经络，气血不畅而致。

拔罐具有调整阴阳、疏通经络、行气活血、排毒减肥、温通的功效，通过拔罐手法，也能起到防病治病的效果。

主要手法包括闪罐、走罐、留罐。

刮痧

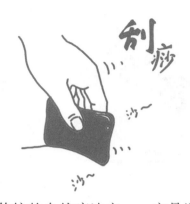

刮痧

　　中医刮痧是传统的自然疗法之一，它是以中医皮部理论为基础，用器具（玉石、火罐、铜板）等在皮肤相关部位刮拭，以达到疏通经络、活血化瘀之目的。明代郭志邃著有《痧胀玉衡》一书，完整地记录了各类痧症百余种。其主要理论基础为经络学说，中医认为，刮痧可以使毛孔打开，淤积在体内的毒素便可以从毛孔中宣泄出来。其渊源较久，但成于清代。刮痧是民间流行的治疗某些热性病的一种简便方法。即用铜钱等边缘整齐而光滑之硬物蘸香油刮患者胸背等处，使局部皮肤充血生痧，用以消散体内蕴热瘀毒，从而使病痛得以缓解或痊愈。刮痧之法符合中医理论，既简便易行，又疗效可靠，故在民间得以广泛流行。要针对身体部位变化不断调节刮痧时的手法，才能更好地、全面地刮拭到全身每个部位，常见的刮痧手法有边揉法、解揉法等。刮痧是一种老幼适宜的养生方法。以刮痧板的薄边、厚边和棱角在人体皮肤上进行直行或横行地反复刮拭，称为刮痧手法。手法分五种：角推法、边揉法、角揉法、拍法、点法。

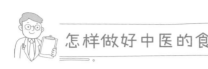

中医食疗强调饮食有节，是指每天进食宜定时，定量，不偏食，不挑食。

药膳食疗配伍遵循辨证原则与禁忌。所以食疗前须咨询正规中医师，明确个体体质，辨证施治而再去进行食疗，以达到对症的效果。

我国传统食疗讲究平衡，中医提出了"五谷宜为养，失豆则不良；五畜适为益，过则害非浅；五菜常为充，新鲜绿黄红；五果当为助，力求少而数"的原则，现在我们来讲一下四季食疗，人与天地相参，与大自然息息相关，对立而统一。因此，食疗也应遵循自然法则，适应四季变化的规则。春夏宜注意保养阳气，秋冬宜保养阴液才能起到良好的防病治病的效果。

春天

养肝健脾，适宜服用鱼、鸡、木耳、天麻、党参、山药、白芍等。清热养阴，适宜服用老鸭、鱼、冬瓜、西瓜、荷叶、石斛、燕窝、绞股蓝、野菊花等。

夏天

保肝护肝，适宜服用鸡、猪小肠、猪肝、枸杞叶、地笋、鸭掌草等。

🫙 秋天

滋阴润肺，适宜服用甲鱼、鱼、老鸭、泥鳅、芹菜、白果、白木耳、莲藕、梨、麦冬、玉竹、芦根、石斛、菊花、百合等。

🫙 冬天

益气滋肾，适宜服用鱼、禽类、黑芝麻、核桃、羊肉、西洋参、当归、熟地黄、太子参、杜仲等。

中医讲究的是整体观念，天人合一，辨证论治，无论是中医保健法还是中医食疗法，在我国都有广泛的群众基础，效果显著，但是，均需要通过中医师的诊疗后方能进行，若擅行，有可能适得其反。

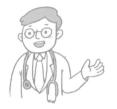

治病与养颜并举，膏方让女性"膏"人一等

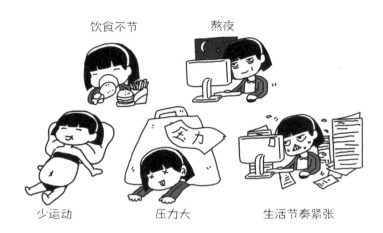

饮食不节　　　熬夜

少运动　　　压力大　　　生活节奏紧张

以上不规律不健康的生活习惯似乎在年轻人中成了"主旋律"，随之而来的是许多疾病年轻化，尤其是女性。

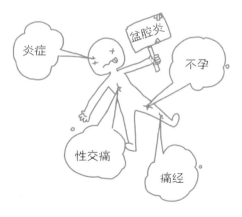

炎症　　盆腔炎　　不孕

性交痛　　痛经

如今，妇科疾病发病率快速上升，月经不调、子宫肌瘤、不孕症、盆腔炎、习惯性流产等让众多女性的生活蒙上阴影。

那么女性该如何一扫阴霾，还生活一片光明呢？

近些年，越来越多的女性选择膏方来调理、调养及滋补身体，从而达到防病治病的功效，让自己身体棒棒的。

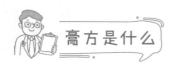

膏方是什么

膏方，又称膏剂（膏滋药、煎膏剂），是药液高度浓缩而成，它集中了药物中精华，量少而纯，无须煎煮、服用方便，易保存，口味宜人，便于长时间服用。

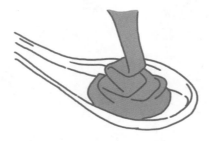

作为一种特定的冬令调补手段，正所谓"冬令时节，适宜膏方"，膏方具有调理调养滋补和防病治病的功效。

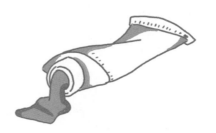

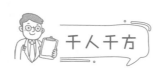

千人千方

"千人千方"，指的是膏方根据每一位患者情况而量身定制，按人的不同体质、不同临床表现综合辨证分析而开具较为全面的处方，打造属于你的"专人专方"才能帮助你养生保健。

膏方在妇科疾病方面的优势

中医强调"妇人以血为本"，女性在生理上与男子不同，特别表现在经、孕、产、乳方面，易耗血伤气，临床上以虚证较为多见，因此这些疾病非常适合用膏方调治。

膏方治疗月经病

中医认为，月经不调多见于肝肾不足，气血亏损或气滞血瘀导致不能顺畅行经。

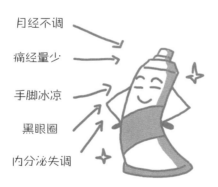

月经不调
痛经量少
手脚冰凉
黑眼圈
内分泌失调

因此，中医采用的膏方，除了具有治疗作用外，关键还在于"调"。即结合膏方的特点，根据个人的具体症状，从调节女性内分泌入手，令气血通畅，使精血滋养全身，由内而外地全面调理，从而把"不调"的月经"调"回来。

膏方治疗不孕症

膏方治疗作用广泛而全面。不孕症的发病因素种类繁多，发病机制错综复杂，故运用膏方治疗时，应辨证论治，因人制宜，整体调理。

膏方治疗更年期综合征

更年期综合征常困扰着50岁左右的女性，影响她们的生活质量。

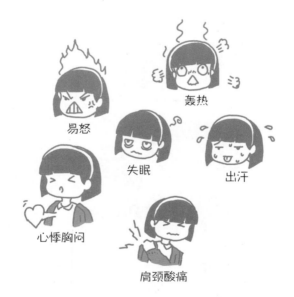

中医认为，这多为"肝肾阴虚，阴阳失衡"导致，因此用膏方滋补，平调阴阳，起到事半功倍之效。

膏方治疗本病以补肾、疏肝、宁神为主。

缓解更年期症状	调理女性月经不调，潮热汗出、失眠多梦、烦躁易怒、记忆力减退、外阴瘙痒等更年期症状
调理机体内环境	调节亚健康出现的易生病、四肢无力、出虚汗等虚弱表现。 使女性气血充盈、面色红润、皮肤光滑弹性
恢复卵巢功能，延缓衰老	改善卵巢功能下降导致的月经不调、闭经、性欲下降、阴道干涩，视物模糊等衰老现象
推迟绝经	调养气血，促进卵巢内微循环，提高卵泡活力，分泌旺盛。 从根本上提高卵巢的生命力，分泌雌激素、孕激素正常化，推迟绝经期

膏方治疗产后病

女性产后，气血大亏，又要哺乳，而乳汁亦为血所化生，因此表现为气血亏虚。

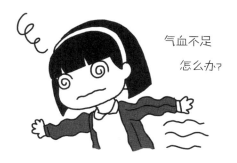

气血不足
怎么办？

因此，产后运用膏方调理尤为适合。

产后膏方调理不能一味补虚，要根据亡血伤津、瘀血内阻、多虚多瘀的特点，辨证论治。

我们在服用膏方时需要注意什么

一般来说，服用膏方进补，要注意：

（1）忌食生冷、油腻、辛辣、不易消化及有较强刺激性的食物，以免妨碍脾胃的消化功能，影响膏剂的吸收。

（2）不宜饮浓茶，服含有人参的膏方期间忌食萝卜，且不能与牛奶同服，因为牛奶所含的钙、磷、铁易与滋补药中的有机物质发生化学反应。

（3）在服用膏方期间，如发生感冒、发热咳嗽、多痰或其他急性疾病时应暂停服用。

（4）急性胃肠炎、呕吐、腹泻，或服用膏剂时若发生恶心、呕吐、厌食、腹泻等胃肠道疾病时应暂停服用，若症状严重，应及时就医。

女性患者在服膏方时，还须配合做到以下几点。

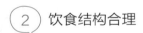 ① 作息规律，保证充足的睡眠   ② 饮食结构合理

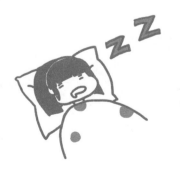
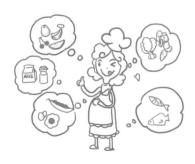

③ 保持心情舒畅 　④ 适当运动，促进新生代谢

 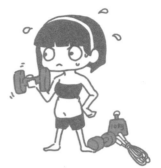

这样服用膏方、综合调理才能达到满意效果。

当然也有不合适服用膏方的患者，所以合不合适，需要咨询中医师哦。